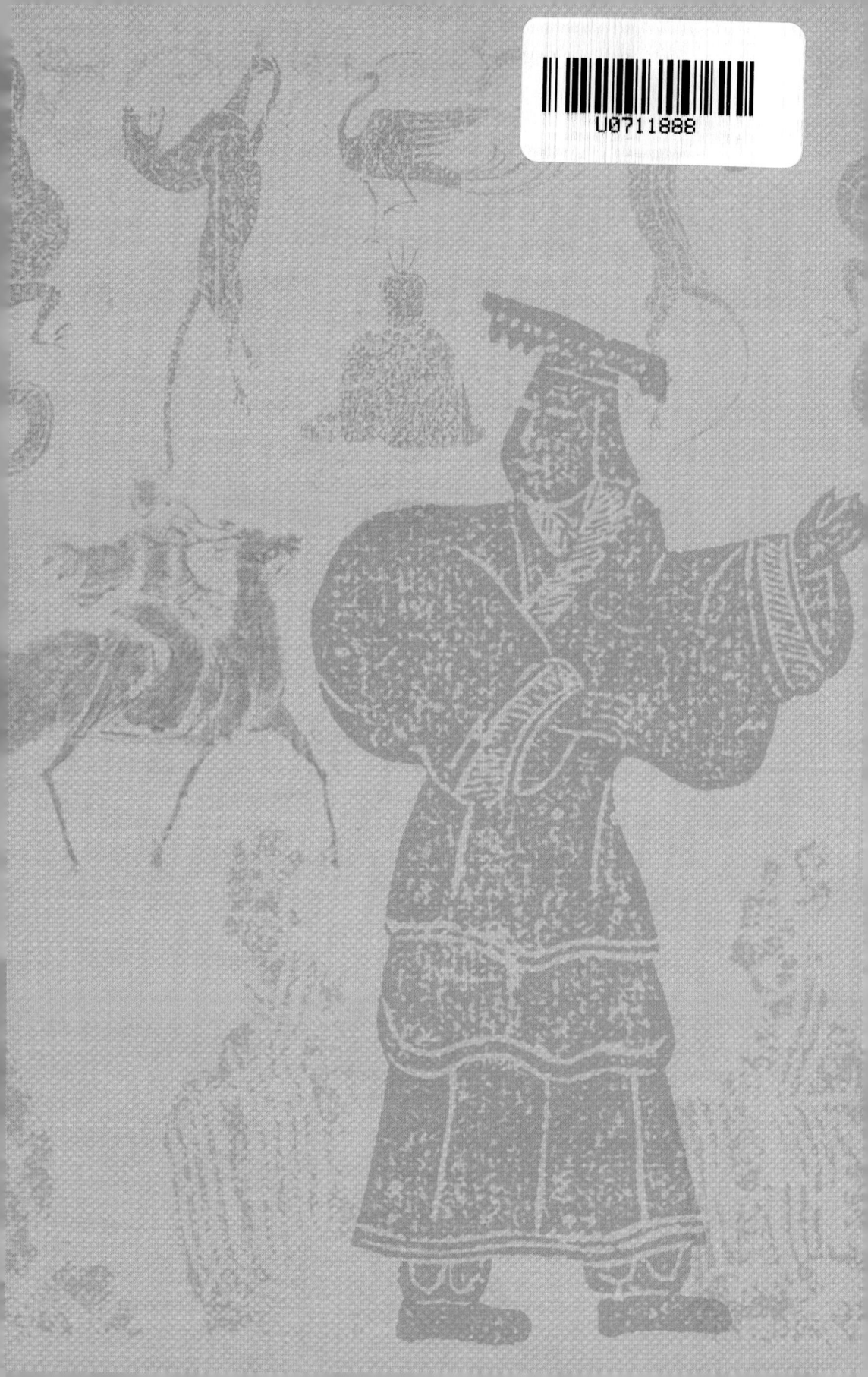

中国古医籍整理丛书

脉 理 存 真

清·余显廷　纂

于莉英　校注

中国中医药出版社
·北 京·

图书在版编目（CIP）数据

脉理存真/（清）余显廷纂；于莉英校注．—北京：中国中医药
出版社，2015.12（2025.6重印）
（中国古医籍整理丛书）
ISBN 978－7－5132－3074－2

Ⅰ.①脉… Ⅱ.①余… ②于… Ⅲ.①脉诊
Ⅳ.①R241.2

中国版本图书馆 CIP 数据核字（2016）第 006180 号

中 国 中 医 药 出 版 社 出 版
北京经济技术开发区科创十三街31号院二区8号楼
邮政编码 100176
传真 010 64405721
北京盛通印刷股份有限公司印刷
各地新华书店经销

*

开本 710×1000 1/16 印张 6.5 字数 33 千字
2015 年 12 月第 1 版 2025 年 6 月第 3 次印刷
书 号 ISBN 978－7－5132－3074－2

*

定价 20.00 元
网址 www.cptcm.com

项目专家组

顾　问　马继兴　张灿玾　李经纬

组　长　余瀛鳌

成　员　李致忠　钱超尘　段逸山　严世芸　鲁兆麟
　　　　郑金生　林端宜　欧阳兵　高文柱　柳长华
　　　　王振国　王旭东　崔　蒙　严季澜　黄龙祥
　　　　陈勇毅　张志清

项目办公室（组织工作委员会办公室）

主　任　王振国　王思成

副主任　王振宇　刘群峰　陈榕虎　杨振宁　朱毓梅
　　　　刘更生　华中健

成　员　陈丽娜　邱　岳　王　庆　王　鹏　王春燕
　　　　郭瑞华　宋咏梅　周　扬　范　磊　张永泰
　　　　罗海鹰　王　爽　王　捷　贺晓路　熊智波

秘　书　张丰聪

前　言

　　中医药古籍是传承中华优秀文化的重要载体，也是中医学传承数千年的知识宝库，凝聚着中华民族特有的精神价值、思维方法、生命理论和医疗经验，不仅对于传承中医学术具有重要的历史价值，更是现代中医药科技创新和学术进步的源头和根基。保护和利用好中医药古籍，是弘扬中国优秀传统文化、传承中医学术的必由之路，事关中医药事业发展全局。

　　1949 年以来，在政府的大力支持和推动下，开展了系统的中医药古籍整理研究。1958 年，国务院科学规划委员会古籍整理出版规划小组在北京成立，负责指导全国的古籍整理出版工作。1982 年，国务院古籍整理出版规划小组召开全国古籍整理出版规划会议，制定了《古籍整理出版规划（1982—1990）》，卫生部先后下达了两批 200 余种中医古籍整理任务，掀起了中医古籍整理研究的新高潮，对中医文化与学术的弘扬、传承和发展，发挥了极其重要的作用，产生了不可估量的深远影响。

　　2007 年《国务院办公厅关于进一步加强古籍保护工作的意见》明确提出进一步加强古籍整理、出版和研究利用，以及

"保护为主、抢救第一、合理利用、加强管理"的方针。2009年《国务院关于扶持和促进中医药事业发展的若干意见》指出，要"开展中医药古籍普查登记，建立综合信息数据库和珍贵古籍名录，加强整理、出版、研究和利用"。《中医药创新发展规划纲要（2006—2020）》强调继承与创新并重，推动中医药传承与创新发展。

2003～2010年，国家财政多次立项支持中国中医科学院开展针对性中医药古籍抢救保护工作，在中国中医科学院图书馆设立全国唯一的行业古籍保护中心，影印抢救濒危珍本、孤本中医古籍1640余种；整理发布《中国中医古籍总目》；遴选351种孤本收入《中医古籍孤本大全》影印出版；开展了海外中医古籍目录调研和孤本回归工作，收集了11个国家和2个地区137个图书馆的240余种书目，基本摸清流失海外的中医古籍现状，确定国内失传的中医药古籍共有220种，复制出版海外所藏中医药古籍133种。2010年，国家财政部、国家中医药管理局设立"中医药古籍保护与利用能力建设项目"，资助整理400余种中医药古籍，并着眼于加强中医药古籍保护和研究机构建设，培养中医古籍整理研究的后备人才，全面提高中医药古籍保护与利用能力。

在此，国家中医药管理局成立了中医药古籍保护和利用专家组和项目办公室，专家组负责项目指导、咨询、质量把关，项目办公室负责实施过程的统筹协调。专家组成员对古籍整理研究具有丰富的经验，有的专家从事古籍整理研究长达70余年，深知中医药古籍整理研究的重要性、艰巨性与复杂性，履行职责认真务实。专家组从书目确定、版本选择、点校、注释等各方面，为项目实施提供了强有力的专业指导。老一辈专家的学术水平和智慧，是项目成功的重要保证。项目承担单位山东中医药大学、南京中医药大学、上海中医药大学、福建中医药大学、浙江省中医药研究院、陕西省中医药研究院、河南省中医药研究院、辽宁中医药大学、成都中医药大学及所在省市中医药管理部门精心组织，充分发挥区域间互补协作的优势，并得到承担项目出版工作的中国中医药出版社大力配合，全面推进中医药古籍保护与利用网络体系的构建和人才队伍建设，使一批有志于中医学术传承与古籍整理工作的人才凝聚在一起，研究队伍日益壮大，研究水平不断提高。

本着"抢救、保护、发掘、利用"的理念，该项目重点选择近60年未曾出版的重要古医籍，综合考虑所选古籍的保护价值、学术价值和实用价值。400余种中医药古籍涵盖了医经、基础理论、诊法、伤寒金匮、温病、本草、方书、内科、外科、女科、儿科、伤科、眼科、咽喉口齿、针灸推拿、养生、医案医话医论、医史、临证综合等门类，跨越唐、宋、金元、明以迄清末。全部古籍均按照项目办公室组织完成的行业标准《中医古籍整理规范》及《中医药古籍整理细则》进行整理校注，绝大多数中医药古籍是第一次校注出版，一批孤本、稿本、抄本更是首次整理面世。对一些重要学术问题的研究成果，则集中收录于各书的"校注说明"或"校注后记"中。

"既出书又出人"是本项目追求的目标。近年来，中医药古籍整理工作形势严峻，老一辈逐渐退出，新一代普遍存在整理研究古籍的经验不足、专业思想不坚定等问题，使中医古籍整理面临人才流失严重、青黄不接的局面。通过本项目实施，搭建平台，完善机制，培养队伍，提升能力，经过近5年的建设，锻炼了一批优秀人才，老中青三代齐聚一堂，有效地稳定了研究队伍，为中医药古籍整理工作的开展和中医文化与学术的传承提供必备的知识和人才储备。

本项目的实施与《中国古医籍整理丛书》的出版，对于加强中医药古籍文献研究队伍建设、建立古籍研究平台，提高古籍整理水平均具有积极的推动作用，对弘扬我国优秀传统文化，推进中医药继承创新，进一步发挥中医药服务民众的养生保健与防病治病作用将产生深远影响。

第九届、第十届全国人大常委会副委员长许嘉璐先生，国家卫生计生委副主任、国家中医药管理局局长、中华中医药学会会长王国强先生，我国著名医史文献专家、中国中医科学院马继兴先生在百忙之中为丛书作序，我们深表敬意和感谢。

由于参与校注整理工作的人员较多，水平不一，诸多方面尚未臻完善，希望专家、读者不吝赐教。

国家中医药管理局中医药古籍保护与利用能力建设项目办公室

二〇一四年十二月

许 序

"中医"之名立，迄今不逾百年，所以冠以"中"字者，以别于"洋"与"西"也。慎思之，明辨之，斯名之出，无奈耳，或亦时人不甘泯没而特标其犹在之举也。

前此，祖传医术（今世方称为"学"）绵延数千载，救民无数；华夏屡遭时疫，皆仰之以度困厄。中华民族之未如印第安遭染殖民者所携疾病而族灭者，中医之功也。

医兴则国兴，国强则医强。百年运衰，岂但国土肢解，五千年文明亦不得全，非遭泯灭，即蒙冤扭曲。西方医学以其捷便速效，始则为传教之利器，继则以"科学"之冕畅行于中华。中医虽为内外所夹击，斥之为蒙昧，为伪医，然四亿同胞衣食不保，得获西医之益者甚寡，中医犹为人民之所赖。虽然，中国医学日益陵替，乃不可免，势使之然也。呜呼！覆巢之下安有完卵？

嗣后，国家新生，中医旋即得以重振，与西医并举，探寻结合之路。今也，中华诸多文化，自民俗、礼仪、工艺、戏曲、历史、文学，以至伦理、信仰，皆渐复起，中国医学之兴乃属必然。

迄今中医犹为国家医疗系统之辅，城市尤甚。何哉？盖一则西医赖声、光、电技术而于20世纪发展极速，中医则难见其进。二则国人惊羡西医之"立竿见影"，遂以为其事事胜于中医。然西医已自觉将入绝境：其若干医法正负效应相若，甚或负远逾于正；研究医理者，渐知人乃一整体，心、身非如中世纪所认定为二对立物，且人体亦非宇宙之中心，仅为其一小单位，与宇宙万象万物息息相关。认识至此，其已向中国医学之理念"靠拢"矣，虽彼未必知中国医学何如也。唯其不知中国医理何如，纯由其实践而有所悟，益以证中国之认识人体不为伪，亦不为玄虚。然国人知此趋向者，几人？

国医欲再现宋明清高峰，成国中主流医学，则一须继承，一须创新。继承则必深研原典，激清汰浊，复吸纳西医及我藏、蒙、维、回、苗、彝诸民族医术之精华；创新之道，在于今之科技，既用其器，亦参照其道，反思己之医理，审问之，笃行之，深化之，普及之，于普及中认知人体及环境古今之异，以建成当代国医理论。欲达于斯境，或需百年欤？予恐西医既已醒悟，若加力吸收中医精粹，促中医西医深度结合，形成21世纪之新医学，届时"制高点"将在何方？国人于此转折之机，能不忧虑而奋力乎？

予所谓深研之原典，非指一二习见之书、千古权威之作；就医界整体言之，所传所承自应为医籍之全部。盖后世名医所著，乃其秉诸前人所述，总结终生行医用药经验所得，自当已成今世、后世之要籍。

盛世修典，信然。盖典籍得修，方可言传言承。虽前此50余载已启医籍整理、出版之役，惜旋即中辍。阅20载再兴整理、出版之潮，世所罕见之要籍千余部陆续问世，洋洋大观。

今复有"中医药古籍保护与利用能力建设"之工程，集九省市专家，历经五载，董理出版自唐迄清医籍，都400余种，凡中医之基础医理、伤寒、温病及各科诊治、医案医话、推拿本草，俱涵盖之。

噫！璐既知此，能不胜其悦乎？汇集刻印医籍，自古有之，然孰与今世之盛且精也！自今而后，中国医家及患者，得览斯典，当于前人益敬而畏之矣。中华民族之屡经灾难而益蕃，乃至未来之永续，端赖之也，自今以往岂可不后出转精乎？典籍既蜂出矣，余则有望于来者。

谨序。

第九届、十届全国人大常委会副委员长

许嘉璐

二〇一四年冬

王 序

　　中医学是中华民族在长期生产生活实践中，在与疾病作斗争中逐步形成并不断丰富发展的医学科学，是中国古代科学的瑰宝，为中华民族的繁衍昌盛作出了巨大贡献，对世界文明进步产生了积极影响。时至今日，中医学作为我国医学的特色和重要医药卫生资源，与西医学相互补充、相互促进、协调发展，共同担负着维护和促进人民健康的任务，已成为我国医药卫生事业的重要特征和显著优势。

　　中医药古籍在存世的中华古籍中占有相当重要的比重，不仅是中医学术传承数千年最为重要的知识载体，也是中医为中华民族繁衍昌盛发挥重要作用的历史见证。中医药典籍不仅承载着中医的学术经验，而且蕴含着中华民族优秀的思想文化，凝聚着中华民族的聪明智慧，是祖先留给我们的宝贵物质财富和精神财富。加强对中医药古籍的保护与利用，既是中医学发展的需要，也是传承中华文化的迫切要求，更是历史赋予我们的责任。

　　2010 年，国家中医药管理局启动了中医药古籍保护与利用能力建设项目。这既是传承中医药的重要工程，也是弘扬优秀民族文化的重要举措，不仅能够全面推进中医药的有效继承和创新发展，为维护人民健康做出贡献，也能够彰显中华民族的璀璨文化，为实现中华民族伟大复兴的中国梦作出贡献。

相信这项工作一定能造福当今，嘉惠后世，福泽绵长。

国家卫生与计划生育委员会副主任

国家中医药管理局局长

中华中医药学会会长

王国强

二〇一四年十二月

马 序

　　新中国成立以来，党和国家高度重视中医药事业发展，重视古籍的保护、整理和研究工作。自 1958 年始，国务院先后成立了三届古籍整理出版规划小组，分别由齐燕铭、李一氓、匡亚明担任组长，主持制订了《整理和出版古籍十年规划（1962—1972）》《古籍整理出版规划（1982—1990）》《中国古籍整理出版十年规划和"八五"计划（1991—2000）》等，而第三次规划中医药古籍整理即纳入其中。1982 年 9 月，卫生部下发《1982—1990 年中医古籍整理出版规划》，1983 年 1 月，保证了中医古籍整理出版办公室正式成立，中医古籍整理出版规划的实施。2002 年 2 月，《国家古籍整理出版"十五"（2001—2005）重点规划》经新闻出版署和全国古籍整理出版规划领导小组批准，颁布实施。其后，又陆续制定了国家古籍整理出版"十一五"和"十二五"重点规划。国家财政多次立项支持中国中医科学院开展针对性中医药古籍抢救保护工作，文化部在中国中医科学院图书馆专门设立全国唯一的行业古籍保护中心，国家先后投入中医药古籍保护专项经费超过 3000 万元，影印抢救濒危珍、善、孤本中医古籍 1640 余种，开展了海外中医古籍目录调研和孤本回归工作。2010 年，国家财政部、国家中医药管理局安排国家公共卫生专项资金，设立了"中医药古籍保护与利用能力建设项目"，这是继 1982～1986 年第一批、第二批重要中医药古籍整理之后的又一次大规模古籍整理工程，重点整理新中国成立后未曾出版的重要古籍，目标是形成并普及规范的通行本、传世本。

为保证项目的顺利实施，项目组特别成立了专家组，承担咨询和技术指导，以及古籍出版之前的审定工作。专家组中的许多成员虽逾古稀之年，但老骥伏枥，孜孜不倦，不仅对项目进行宏观指导和质量把关，更重要的是通过古籍整理，以老带新，言传身教，培养一批中医药古籍整理研究的后备人才，促进了中医药古籍保护和研究机构建设，全面提升了我国中医药古籍保护与利用能力。

作为项目组顾问之一，我深感中医药古籍保护、抢救与整理工作的重要性和紧迫性，也深知传承中医药古籍整理经验任重而道远。令人欣慰的是，在项目实施过程中，我看到了老中青三代的紧密衔接，看到了大家的坚持和努力，看到了年轻一代的成长。相信中医药古籍整理工作的将来会越来越好，中医药学的发展会越来越好。

欣喜之余，以是为序。

中国中医科学院研究员

马继兴

二〇一四年十二月

校注说明

《脉理存真》三卷，脉学著作。作者余显廷，字廉斋，自号橘泉子。清代医家。江西婺源人。本书现仅存清光绪二年（1876）慎德堂刻本，此次整理即以此刻本作为底本，采用本校、理校和他校法进行校勘，他校则以本书所引著作之通行本为校本。具体说明如下：

1. 采用现代标点方法，对原书进行标点。

2. 原书为繁体竖排，校注本改为规范简化字横排。书中按语部分以另体小字排印，以便与正文区分。

3. 凡底本中因写刻致误的明显错别字，予以径改，不出校。如"日、曰""巳、己"等。

4. 书中出现的难字，拘于首见时进行诠注，以后出现者不再加注。异体字一律改作正体字，不出注。通假字，一律保留，并出校记说明。

5. 原书无目录，今据原文厘定，以便于阅读。

6. 对个别冷僻字词加以注音和解释。

序

　　医学自岐黄而后，代不乏人。而方书之散见于百家者，亦不一其说，率多各逞己见，纷纷聚讼，妄议前人，未能切理餍心①，存真辨伪，是亦医家之通患也。余君显廷，嗜学人也。性恬静，常恨不十年读书，甫弱冠，辄通医学，性之所近，业最精焉。丙子岁，予游幕石署中，见君案头书甚夥②，多古经希见之本，沉思渺虑，直凑单微③。每于更阑灯炧④与予谈论，尝谓此事非小道，当以《灵枢》《素问》为根柢⑤，《难经》《金匮》诸大家为典要，而后参酌群言，务期至当，庶几析理既真，审脉自确，不致有承讹之失。予虽不知医，然耳熟之下，自觉其说理透辟，取法精详，不啻先得我心者。继以手订《脉理存真》一帙见示，予披阅之，简而括，亦详而明。其上卷则元许昌滑氏所著，坊间罕见，实为《诊家枢要》；中卷则君先叔祖燕峰公所辑，原原本本，足征家学渊源；下卷则独具精心，博览群经，撷采诸说，折衷于一是。后并附选先儒《河洛精蕴》⑥数节，尤见医通于《易》，阴阳至理，互相发明。至若缕析条分，征据该洽，洵足破后人之

---

　　① 切理餍（yàn 咽）心：切合事理而令人心满意足。

　　② 夥（huǒ 火）：多。

　　③ 直凑单微：直聚细微之处。单微，细微之处。

　　④ 更阑灯炧（xiè 谢）：深夜点着灯烛。更阑，更深夜残。灯炧，灯烛。

　　⑤ 根柢：根基，基础。

　　⑥ 河洛精蕴：为江永七十九岁时之作。内篇"河洛之精"三卷，外篇"河洛之蕴"六卷。

疑案，扩先哲之真诠，以存医家之正轨也。而其尊信旧文，急欲为表章之，俾不至终于湮没者，亦足见君之济世情殷，敏而好学之意也夫。

光绪二年孟秋月姻愚弟戴桂谨序

序

　　《礼记》曰：医不三世，不服其药。诚谓医道之难，非世其学者不能知。谚曰：为人子者不可不知医。然则医固人子所当知，特恐畏为难知而即于怠，抑或视为易知而又失之疏也。吾家自曾祖泽远公尝学医，略知梗概，先祖韫堂公未尝学医，而命次子学之，即先二叔父燕峰公也。先父厚山公，亦尝学医，自言脉理难辩中止，燕峰公则精究于脉理，深得其要领，而尤长于针灸，惜天不假年①，未竟其业。先三叔父梦塘公，痛父兄之相继逝也，发愤而学医，探源于《内经》《难经》，宗主于张仲景，而博采于李东垣、朱丹溪、刘河间、薛立斋、张景岳诸大家，以折其衷，殚精极思，专务于此道者数十年，著《医林枕秘》十卷，《梦塘三书》八卷，《保赤存真》十卷，吾家医学固推梦塘公为最，即当时就诊者，应手辄效，能起沉疴，决生死，远近佩服，无论知与不知者无异辞，咸叹为近今所仅见焉。先伯兄绍唐，亦尝学医，性颖悟，不泥于方书，不幸早世。先从兄②允恭，能继梦塘公之学，贯微达幽，不失细小，可谓三折肱知为良医③者矣。吾习闻医说于父兄之论方辨症，耳熟能详，但不知脉理，故不敢以医名，吾从弟④小亭、遵武，能

---

　　① 天不假年：天公不给以寿命。指寿命不长。假：给予。

　　② 从兄：同祖伯叔之子年长于己者。即堂兄。

　　③ 三折肱知为良医：《左传·定公十三年》："三折肱知为良医"。谓多次折断手臂，就能懂得医治折臂的方法。后多喻对某事阅历多，富有经验，自能造诣精深。

　　④ 从弟：堂弟。

世守其家学，遵武勤于学力，而小亭优于天资，加以学力，故所造益深。吾家食指①日繁，援人子不可不知医之训命，三子廉斋学医，肄业②于斯者五年矣。小亭弟以《保赤存真》见示，廉斋心向往之，请付剞劂③，又念燕峰公《脉理》一书可与滑伯仁并传，不忍湮没，因取《诊家枢要》列于前，而杂采诸家言以附之，汇为三卷，予名之曰《脉理存真》，附梓于《保赤存真》之后，盖欲存先泽而不失其真也。夫吾家医学，父子、兄弟、叔侄，世传其业，学有渊源，迄于今盖五世矣。岂惟三世云乎哉？廉斋其敬勉之，念医固人子所当知，知之可以保家，可以守身，可以济世，勿畏为难知而即于怠，勿视为易知而失之疏，庶几④仰承家学，无坠厥命，是则予之所深望者也。

夫时维光绪二年岁在丙子孟秋之月介石余丽元序石门后学徐著谦书

---

① 食指：指家族人口。
② 肄（yì 义）业：修习课业。
③ 剞劂（jījué 积绝）：雕板，刻印。
④ 庶几：或许可以。

序

昔皇甫谧有言，人而不精医道，虽有忠孝之心、仁慈之性，君父危困，赤子颠连①，将何以济？夫欲精医道者在读书，读而不能为医者有矣，未有不读而能为医者也。余幼失恃②，奉父命弃儒习医，谓母体羸弱多病，为人子者不可不知医，况可保身，亦可济世。尝闻诸庭训，曰非圣人之书不可读。今肄业于医有年，颇觉得力斯语，良以诸家之书，虽详不精，徒博不约，义浅辞繁，浩如烟海，不若精究四圣之遗书，探其源而通其变，则入道转难为易矣。如以古书之深奥视为畏途，而徒涉猎诸家之书，是欲趋易路而不知入道之愈难也。故余惟从事岐、黄、秦、张四圣之书，虽未深造，而或间有一得，则觉古经之甚可味也。滑氏尝云：百家③者，流④莫大于医，医莫先于脉。虽经云"望而知之谓之神，闻而知之谓之圣，问而知之谓之工，切而知之谓之巧"，然而神圣难言矣。盖得其工巧，则医之能事思过半矣。独怪今之医者，以脉之理至微而竟弃之不讲，是则入道无门矣；或则惟脉是图，自诩技高，可以切脉而知，杜病者之口，无须述症，诊毕从不一问，而使愚者反称其神矣。然则自古医圣，莫不以脉证互参，今能切脉即知其病而无借于四诊，其技果超出于轩、岐、扁鹊、仲景乎？抑亦自欺而欲欺人乎？且脉，人之气血附行于经络，热胜则脉疾，寒胜则脉迟，

---

① 颠连：困顿不堪；困苦。按《针灸甲乙经·序》作"涂地"。
② 失恃：丧母。
③ 百家：泛指各行业从事某种专门活动或有技艺的人。
④ 流：品类。

实则有力，虚则无力，亦只言其大概耳，至于得病之由及所伤之物，岂能以脉知乎？故医者不可不问其由，病者不可不告其故。孙真人云未诊先问，最为有准，而东坡则云只图愈疾，不图困医，其言良为有理，足以破世人之惑矣。余自得《诊家枢要》一书，如长夜行得月，获益实非浅鲜，犹恐其书未尽传于世，不敢私秘，爰重刻以公同志。然《枢要》中则于每脉主病论之至精，我叔祖燕峰公所遗《脉理》一书，则于辨脉象言之尤详，且燕峰公一生心血所遗，不忍其湮没弗彰，亟当汇梓①以问世。此外尚有较定《铜人图》一卷、《针灸图》一卷，精神贯注，全在针灸，惜天不假年，未卒业而殁，良足伤矣！予复忘其谫陋②，慨诊家之分配部位讫无定论，而特遵古经以发挥其义，附诸卷末，折中则有之，杜撰则弗敢也。书成，吾父名之曰"脉理存真"，亦犹"保赤存真"之意云尔。愿以就正当代君子，进而教之，以匡不逮，是则予之幸矣。

光绪二年丙子秋七月橘泉子余显廷谨识

① 梓：刻板，付印。
② 谫（jiǎn 简）陋：浅陋。

目　录

滑伯仁先生传

新安介石余丽元撰

滑寿，字伯仁，号撄宁生，许昌人，元之奇士也。生性警敏，工文辞，尤精于医，尝受业京口①王居中氏。居中以黄帝、岐伯之书启之，既而喟然叹曰《素问》为说备矣，第②其篇次无序，乃注《素问钞》，凡十二卷。又以《难经》文辞古奥，辨析精微，读者不能遽③晓，乃采摭十一家，融会诸说，而以己意折衷之，辨论精核，本其旨义而注之，为《难经本义》二卷。视他家所得为多，故今惟《本义》传于世，尝言道莫大于医，医莫先于脉，病④高阳生⑤之凿七表、八里、九道，求脉之明，实脉之晦，乃作《诊家枢要》一卷。简而尽，核而当，盖得岐、黄、越人之精而约取之，非异说所得而托也。尝学针法于东平高洞阳，又有《经络发挥》与《疮疡痔瘘》《医韵》等篇，亦可谓集往哲之大成矣！惜当世无表彰之者，故后学但知宗张、刘、李、朱为圭臬⑥，于伯仁诸集若罔闻知。盖东垣、

---

① 京口：今江苏镇江。

② 第：但。

③ 遽：立刻，马上。

④ 病：困惑。

⑤ 高阳生：六朝人。一作五代人，曾将王叔和撰之《脉经》编成歌诀以便传颂，名曰《王叔和脉诀》。

⑥ 圭臬（niè 聂）：比喻典范；准则。

丹溪为当时缙绅①所揄扬②，声名藉③甚，伯仁弗若也，乃艺虽高而名弗彰。太史公曰：岩穴之士④，欲砥立名行，非附青云之士⑤，恶能声施后世哉？信如斯言，余为伯仁慨矣！元初，伯仁祖父官江南，自许昌徙仪真，而伯仁生焉，许昌其祖贯，实则仪真人也。伯仁卒于明洪武中，故《明史》列之《方伎传》，然戴良《九灵山房集》有怀滑撄宁诗曰："海日苍凉两鬓丝，异乡飘泊已多时。欲为散木留官道，故托长桑说上池。蜀客著书人岂识，韩公卖药世偏知。道涂同是伤心者，只合相从赋黍离。"则伯仁亦抱节⑥之遗老，托于医以自晦⑦者也，余故特表之而为之传。

---

① 缙绅：插笏于绅带间，旧时官宦的装束。亦借指士大夫。
② 揄扬：赞扬，宣扬。
③ 藉（jì 记）：显赫。
④ 岩穴之士：指隐士。古时隐士多山居，故称。
⑤ 青云之士：指位高名显的人。
⑥ 抱节：坚守节操。
⑦ 自晦：自隐才能，不使声名彰著。

上 卷

元许昌滑寿伯仁著

后学余显廷廉斋甫校订

《诊家枢要》曰：天下之事，统之有宗，会之有元。言简而尽，事核而当，斯为至矣！百家者，流莫大于医，医莫先于脉。浮沉之不同，迟数之反类，曰阴曰阳，曰表曰里，抑亦以对待而为名象焉，有名象而有统会矣。高阳生之七表、八里、九道，盖凿凿也。求脉之明，为脉之晦，或者曰脉之道大矣，古人之言亦夥矣。犹惧弗及，而欲以此统会该①之，不既太简乎？呜呼！至微者脉之理，而名象著焉，统会寓焉，观其会通，以知其典礼，君子之能事也。由是而推之，则泝流穷源②，因此识彼诸家之全，亦无遗珠③之憾矣！

脉者，气血之先也。气血盛则脉盛，气血衰则脉衰，气血热则脉数，气血寒则脉迟，气血微则脉弱，气血平则脉治。又长人脉长，短人脉短，性急人脉急，性缓人脉缓。左大顺男，右大顺女，男子尺脉常弱，女子尺脉常盛。此皆其常也，反之者逆。

---

① 该：包容，包括。
② 泝（sù 素）流穷源：亦作"溯流穷源"。推寻原委。
③ 遗珠：喻指弃置未用的美好事物或贤德之才。

左右手配脏腑部位

左手寸口：心、小肠脉所出。

左关：肝、胆脉所出。

左尺：肾、膀胱脉所出。命门与肾脉通。

右手：寸口肺、大肠脉所出。

右关：脾、胃脉所出。

右尺：命门、心包络、手心主、三焦脉所出。

五脏平脉

心脉浮大而散，肺脉浮涩而短，肝脉弦而长，脾脉缓而大，肾脉沉而软滑。

心合血脉，心脉循血脉而行，持脉指法如六菽①之重。按至血脉而得者为浮，稍稍加力脉道粗者为大，又稍加力脉道阔软者为散。

肺合皮毛，肺脉循皮毛而行，持脉指法如三菽之重。按至皮毛而得者为浮，稍稍加力脉道不利为涩，又稍加力不及本位曰短。

肝合筋，肝脉循筋而行，持脉指法如十二菽之重。按至筋而脉道如筝弦相似为弦，次稍加力脉道迢迢②者为长。

脾合肌肉，脾脉循肌肉而行，持脉指法如九菽之重。

---

① 菽：豆类的总称。
② 迢迢：漫长貌。

按至肌肉如微风轻飐①柳梢之状为缓，次稍加力脉道敦实者为大。

肾合骨，肾脉循骨而行，持脉指法如十五菽之重②。按至骨上而得者为沉，次重而按之脉道无力为濡，举止来疾流利者为滑。

凡此五脏平脉，须要察之，久久成熟，一遇病脉自然可晓。经曰：先识经脉而后识病脉，此之谓也。

四时平脉

春弦，夏洪，秋毛，冬石，长夏四季脉迟缓。

呼吸沉浮定五脏脉

呼出心与肺，吸入肾与肝，呼吸之间脾受谷味，其脉在中。心肺俱浮，浮而大散者心，浮而短涩者肺；肾肝俱沉，牢而长者肝，濡而来实者肾。脾为中州，其脉在中。

因指下轻重以定五脏

即前所谓三菽、五菽之重也。

三部所主九候附

寸为阳，为上部，主头项以下至心胸之分也；关为阴

---

① 飐（zhǎn 展）：风吹颤动。

② 如十五菽之重：此六字原缺，疑漏刻。据《诊家枢要》补。

阳之中，为中部，主脐腹胠①胁之分也；尺为阴，为下部，主腰足胫股之分也。凡此三部之中，每部各有浮、中、沉三候，三而三之，为九候也。浮主皮肤，候表及腑；中主肌肉，以候胃气；沉主筋骨，候里及脏也。

凡诊脉之道，先须调平自己气息，男左女右。先以中指定得关位，却齐，下前后二指。初轻按以消息之，次中按消息之，然后自寸关至尺，逐部寻究。一呼一吸之间，要以脉行四至为率，闰以太息，脉五至为平脉也，其有太过不及，则为病脉，看在何部，各以其部断之。

凡诊脉，须要先识时脉、胃脉与腑脏平脉，然后及于病脉。时脉，谓春三月，六部中俱带弦，夏三月俱带洪，秋三月俱带浮，冬三月俱带沉。胃脉，谓中按得之，脉和缓。腑脏平脉已见前章。凡人腑脏脉既平，胃脉和，又应时脉，乃无病者也。反此为病。

诊脉之际，人臂长则疏下指，臂短则密下指。三部之内大小、浮沉、迟数同等，尺寸、阴阳、高下相符，男女、左右、强弱相应，四时之脉不相戾②，命曰平人。其或一部之内独大、独小，偏迟偏疾，左右强弱之相反，四时男女之相背，皆病脉也。凡病之见，在上曰上病，在下曰下病，左曰左病，右曰右病，左脉不和，为病在表为阳，主四肢；右脉不和，为病在里为阴，主腹脏。以次

---

① 胠（qū 区）：腋下。
② 戾：违背，违反。

脉理存真

六

推之。

凡取脉之道，理各不同，脉之形状，又各非一。凡脉之来，必不单至，必曰浮而弦、浮而数、沉而紧、沉而细之类，将何以别之？大抵提纲之要，不出浮、沉、迟、数、滑、涩之六脉也。浮沉之脉，轻手重手取之也；迟数之脉，以己之呼吸而取之也；滑涩之脉，则察夫往来之形也。浮为阳，轻手而得之也，而芤、洪、散、大、长、濡、弦，皆轻手而得之之类也；沉为阴，重手而得之也，而伏、石、短、细、牢、实，皆重手而得之之类也。迟者一息脉二至，而缓、结、微、弱，皆迟之类也；数者一息脉六至，而疾、促皆数之类也。或曰滑类乎数，涩类乎迟，何也？然脉虽是，而理则殊也。彼迟数之脉，以呼吸察其至数之疏数；此滑涩之脉，则以往来察其形状也。数为热，迟为寒，滑为血多气少，涩为气多血少。

所谓脉之提纲，不出乎六字者，盖以其足以统夫表里、阴阳、冷热、虚实、风寒、燥湿、脏腑、血气也。浮为阳为表，诊为风为虚；沉为阴为里，诊为湿为实。迟为在脏，为寒为冷；数为在腑，为热为燥。滑为血有余，涩为气独滞也。人一身之变，不越乎此，能于是六脉之中以求之，则疢疾①之在人者，莫能逃焉！

持脉之要有三：曰举，曰按，曰寻。轻手寻之曰举，

上卷

七

---

① 疢（chèn 趁）疾：疾病。

重手取之曰按，不轻不重委曲求之曰寻。初持脉，轻手候之，脉见皮肤之间者，阳也腑也，亦心肺之应也；重手得之，脉附于肉下者，阴也脏也，亦肝肾之应也；不轻不重，中而取之，其脉应于血肉之间者，阴阳相适，中和之应，脾胃之候也。若浮、中、沉之不见，则委屈而求之，若隐若见，则阴阳伏匿之脉也。三部皆然。

察脉须识上、下、来、去、至、止六字，不明此六字，则阴阳虚实不别也。上者为阳，来者为阳，至者为阳；下者为阴，去者为阴，止者为阴也。上者，自尺部上于寸口，阳生于阴也；下者，自寸口下于尺部，阴生于阳也。来者，自骨肉之分而出于皮肤之际，气之升也；去者，自皮肤之际而还于骨肉之分，气之降也。应曰至，息曰止也。

明脉须辨表、里、虚、实四字。表，阳也，腑也，凡六淫之邪袭于经络而未入胃腑及脏者，皆属于表也；里，阴也，脏也，凡七情之气郁于心腹之内不能越散，饮食五味之伤留于腑脏之间不能通泄，皆属于里也。虚者，元气之自虚，精神耗散，气力衰竭也；实者，邪气之实，由正气之本虚，邪得乘之，非元气之自实也。故虚者补其正气，实者泻其邪气，经所谓邪气盛则实，精气夺则虚，此大法也。

凡脉之至，在筋肉之上，出于皮肤之间者，阳也，腑也；行于肌肉之下者，阴也，脏也。若短小而见于皮肤之间，阴乘阳也；洪大而见于肌肉之下者，阳乘阴也。寸尺皆然。

脉贵有神

东垣云：不病之脉，不求其神，而神无不在也；有病之脉，则当求其神之有无。谓如六数七极，热也，脉中此中字，浮、中、沉之中有力言有胃气即有神矣，为泄其热；三迟二败，寒也，脉中有力说并如上即有神矣，为去其寒。若数、极、迟、败中不复有力，为无神也，将何所恃邪？苟不知此，而遽泄之去之，人将何以依而主邪？故经曰：脉者，血气之主；血气者，人之神也。善夫！

脉阴阳类成

浮，不沉也。按之不足，轻举有余，满指浮上曰浮。为风虚动之候，为胀，为风，为疝①，为满不食，为表热，为喘。浮大伤风鼻塞，浮滑疾为宿食，浮滑为饮。左寸浮主伤风，发热，头疼，目眩及风痰。浮而虚迟，心气不足，心神不安；浮散，心气耗，虚烦；浮而洪数，心经热。关浮腹胀。浮而数，风热入肝经；浮而促，怒气伤肝，心胸逆满。尺浮，膀胱风热，小便赤涩。浮而芤，男子小便血，妇人崩带；浮而迟，冷疝、脐下痛。右寸浮，

---

① 疝（shān 山）：疟疾的一种，多日一发。

肺感风寒，咳喘，清涕，自汗，体倦。浮而洪，肺热而咳；浮而迟，肺寒喘嗽。关浮，脾虚中满不食。浮大而涩，为宿食；浮而迟，脾胃虚。尺浮，风邪客下焦，大便秘。浮而虚，元气不足；浮而数，下焦风热，大便秘。

沉，不浮也。轻手不见，重手乃得。为阴逆阳郁之候，为实，为寒，为气，为水，为停饮，为癥瘕，为胁胀，为厥逆，为洞泄。沉细为少气，沉迟为痼冷，沉滑为宿食，沉伏为霍乱，沉而数内热，沉而迟内寒，沉而弦心腹冷痛。左寸沉，心内寒邪，为痛，胸中寒饮，胁疼。关沉，伏寒在经，两胁刺痛；沉弦，癖内痛。尺沉，肾脏感寒，腰背冷痛，小便浊而频，男为精冷，女为血结；沉而细，胫酸阴痒，溺有余沥。右寸沉，肺冷，寒痰停蓄，虚喘少气。沉而紧滑，咳嗽；沉细而滑，骨热寒热，皮毛焦干。关沉，胃中寒积，中满吞酸。沉紧，悬饮。尺沉，病水，腰脚疼。沉细，下利，又为小便滑，脐下冷痛。

迟，不及也。以至数言之，呼吸之间脉仅三至，减于平脉一至也。为阴盛阳亏之候，为寒，为不足。浮而迟，表有寒；沉而迟，里有寒。居寸为气不足，居尺为血不足。气寒则缩，血寒则凝也。左寸迟，心上寒，精神多惨；关迟，筋寒急，手足冷，胁下痛；尺迟，肾虚便浊，女人不月。右寸迟，肺感寒，冷痰气短；关迟，中焦寒及脾胃伤冷物不化，沉迟为积；尺迟，为脏寒，泄泻，小腹冷痛，腰脚重。

数，太过也。一息六至，过平脉两至也。为烦满，上为头疼，上为热，中为脾热，口臭，胃烦，呕逆，左为肝热目赤，右下为小便黄赤，大便秘涩。浮数表有热，沉数里有热也。

虚，不实也。散大而软，举按豁然，不能自固，气血俱虚之诊也。为暑，为虚烦多汗，为恍惚多惊，为小儿惊风。

实，不虚也。按举不绝，迢迢而长，动而有力，不疾不迟。为三焦气满之候，为呕，为痛，为寒塞，为气聚，为食积，为利，为伏阳在内。左寸实，心中积热，口舌疮，咽疼痛。实大，头面热风，烦躁，体痛面赤。关实，腹胁胀满。实而浮大，肝盛目暗，赤痛。尺实，小腹痛，小便涩。实而滑，淋沥，茎痛，溺赤；实大，膀胱热，溺难；实而紧，腰痛。右寸实，胸中热，痰嗽烦满。实而浮，肺热咽燥痛，喘咳气壅。关实，伏阳蒸内，脾虚食少，胃气滞。实而浮，脾热，消中善饥，口干劳倦。尺实，脐下痛便难，或时下利。

洪，大而实也。举按有余，来至大而去且长，腾上满指。为荣络大热，血气燔灼之候，为表里皆热。左寸洪①，眼赤，口疮，头痛，内烦；关洪，肝热及身痛，四肢浮热；尺洪，膀胱热，小便赤涩。右寸洪，肺热毛焦，唾粘

---

① 左寸洪：原缺，据《诊家枢要》补。

咽干；关①洪而紧为胀；尺洪，腹满，大便难，或下血。

微，不显也。依稀轻细，若有若无。为气血俱虚之候，为虚弱，为泄，为虚汗，为崩漏败血不止，为少气。浮而微者，阳不足，必身体恶寒；沉而微者，阴不足，主脏寒下利。左寸微，心虚忧惕，荣血不足，头痛胸痞，虚劳盗汗；关微，胸满气乏，四肢恶寒，拘急；尺微，败血不止，男为伤精尿血，女为血崩带②。右寸微，上焦寒痞，冷痰不化，中寒少气；关微，胃寒气胀，食不化，脾虚噫气，心腹冷痛；尺微，脏寒泄泻，脐下冷痛。

弦，按之不移，举之应手，端直如弓弦。为血气收敛，为阳中伏阴，或经络间为寒所滞，为痛，为疟，为拘急，为寒热，为血虚，为盗汗，为凝气结，为冷痹，为疝，为饮，为劳倦。弦数为劳疟，双弦，胁急痛，弦长为积。左寸弦，头疼心惕，劳伤，盗汗乏力。关弦，胁肋痛，痃癖。弦紧为疝瘕，为瘀血；弦小，寒癖；尺弦，小腹痛；弦滑，腰脚痛。右寸弦，肺受寒，咳嗽，胸中有寒痰。关弦，脾胃伤冷，宿食不化，心腹冷痛，又为节。尺弦，脐下急痛不安，下焦停水。

缓，不紧也。往来纡缓，呼吸徐徐。以气血两衰，故脉体为之徐缓，而为风，为虚，为痹，为弱，为疼。在上为项强，在下为脚弱。浮缓沉缓，血气弱。左寸缓，心气

---

① 关：原缺，据《诊家枢要》补。
② 带：此字下疑脱"下"字。

不足，怔忡多忘，亦主项背急痛；关缓，风虚眩虚，腹胁气结；尺缓，肾虚冷，小便数，女人月事多。右寸缓，肺气浮，言语短气；关缓，胃虚弱，不沉不浮，从容和缓，乃脾家本脉也；尺缓，下寒脚弱，风气秘滞，浮缓，肠风泄泻，沉缓，小腹感冷。

滑，不涩也。往来流利，如盘走珠，不进不退。为血实气壅之候，盖气不胜于血也，为呕吐，为痰逆，为宿食，为经闭滑而不断绝，经不闭，有断绝者经闭。上为吐逆，下为气结。滑数为结热。左寸滑，心热，滑而实大，心惊舌强；关滑，肝热，头目为患；尺滑，小便淋涩，尿赤，茎中痛。右寸滑，痰饮呕逆，滑而实，肺热，毛发焦，膈壅，咽干，痰晕目昏，涕唾粘；关滑，脾热口臭，及宿食不化，吐逆，滑实，胃热；尺滑，因相火炎而引饮多作冷，腹鸣，或时下利，妇人主血实气壅，月事不通，若和滑为孕。

涩，不滑也。虚细而迟，往来极难，三五不调，如雨沾沙，如轻刀刮竹。然为气多血少之候，为少血，为无汗，为血痹痛，为伤精，女人有孕，为胎痛无孕，为败血病。左寸涩，心神虚耗不安，及冷气心痛；关涩，肝虚血散，肋胀，胁满，身痛；尺涩，男子伤精及疝，女人月事虚败，若有病，主胎漏不安。右关涩，脾弱不食，胃冷而呕；尺涩，大便涩，津液不足，小腹寒，足胫逆冷经云滑者伤热，涩者中雾露。

长，不短也。指下有余，而过于本位，气血皆有余也。为阳毒内蕴，三焦烦郁，为壮热。

短，不长也。两头无，中间有，不及本位，气不足以前导其血也。为阴中伏阳，为三焦气壅，为宿食不消。

大，不小也。浮取之若浮而洪，沉取之大而无力，为血虚气不能相入也。经曰大为病进。

小，不大也。浮沉取之悉皆损小。在阳为阳不足。在阴为阴不足，前大后小则头疼目眩，前小后大则胸满气短。

紧，有力而不缓也。其来劲急，按之长，举之若纤绳转索之状。为邪风激搏，伏于荣卫之间，为痛，为寒。浮紧为伤寒身疼，沉紧为腹中有寒，为风痫。左寸紧，头热，目眩，舌强。紧而沉，心中气逆冷痛。关紧，心腹满痛，胁痛，肋急。紧而盛，伤寒浑身痛；紧而实，疝癖。尺紧，腰脚脐下痛，小便难。右寸紧，鼻塞，膈壅。紧而沉滑，肺实咳嗽。关紧，脾腹痛吐逆。紧盛，腹胀伤食。尺紧，下焦筑痛。

弱，不盛也。极沉细而软，怏怏①不前，按之欲绝未绝，举之即无。由精气不足，故脉萎弱而不振也。为元气虚耗，为萎弱不前，为痼冷，为开热，为泄精，为虚汗。老得之顺，壮得之逆。左寸弱，阳虚心热，自汗；关弱，

---

① 怏怏：不高兴，不满意。

筋痿无力，妇人主产后客风面肿；尺弱，小便数，肾虚耳聋，骨肉痠痛。右寸弱，身冷多寒，胸中短气；关弱，脾胃虚，食不化；尺弱，下焦冷痛，大便滑。

动，其状如大豆，厥厥摇动，寻之有，举之无，不往不来，不离其处，多于关部见之。动而痛，为惊，为虚劳体痛，为崩脱，为泄利。阳动则汗出，阴动则发热。

伏，不见也。轻手取之绝不可见，重取之附着于骨。为阴阳潜伏，关鬲①闭塞之候，为积聚，为痕疝，为食不消，为霍乱，为水气，为荣卫气闭而厥逆。关前得之为阳伏，关后得之为阴伏。左寸伏，心气不足，神不守常，沉忧抑郁；关伏，血冷，腰脚痛及胁下有寒气；尺伏，肾寒精虚，疝痕寒痛。右寸伏，胸中气滞寒；关伏，中脘积块作痛及脾胃停滞；尺伏，脐下冷，下焦虚寒，腹中痼冷。

促，阳脉之极也。脉来数，时一止复来者曰促。阳独盛而阴不能相和也，或怒逆上，亦令脉促，为气粗，为狂闷，为瘀血发狂，又为气，为血，为饮，为食，为痰。盖先以气热脉数，而五者或一有留滞乎其间，则因之而为促，非恶脉也。虽然，加即死，退即生，亦可畏哉！

结，阴脉之极也。脉来缓，时一止复来者曰结，阴独盛而阳不能相入也。为癥结，为七情所郁，浮结为寒邪滞经，沉结为积气在内；又为气，为血，为饮，为食，为

---

① 鬲：同"膈"。

痰。盖先以气寒脉缓，而五者或有一留滞于其间，则阴而为结，故张长沙为结促皆病脉。

芤，浮大而软，寻之中空旁实，旁有中无，实在浮举重按之间，为失血之候。大抵气有余，血不足，血不能统气，故虚而大，若芤之状也。左寸芤，主心血妄行，为吐，为衄；关芤，主胁间血气痛，或腹中瘀血，亦为吐血目暗；尺芤，小便血，女人月事为病。右寸芤，胸中积血，为衄为呕；关芤，肠痈，瘀血及呕血不食；尺芤，大便血。又云前大后细，脱血也，非芤而何？

革与牢脉互换，沉伏实大_{廷按：此是牢脉之象，似宜作牢脉看，原注与牢脉互换，疑未妥，}如鼓皮曰革_{廷续}，浮大有力，中沉不可得见，气血虚寒。革，易常度也，妇人则半产漏下，男子则亡血失精，又为中风寒湿之诊也。

濡，无力也。虚软无力，应手散细，如棉絮之浮水中，轻手乍来，重手却去。为血气俱不足之候，为少血，为无血，为疲损，为自汗，为下冷，为痹。左寸濡，心虚易惊，盗汗泾气；关濡，荣卫不和，精神离散，体虚少力；尺濡，男为伤精，女为脱血，小便数，自汗多店。右寸濡，发①热憎寒，气乏体虚；关濡，脾软不化饮食；尺濡，下元冷惫，肠虚泄泻。

牢，坚牢也。沉而有力，动而不移。为里实表虚，胸

---

① 发：原作"关"，据《诊家枢要》改。

中气促，为劳伤。大抵其脉近乎无胃气者，故诸家皆以为危殆之脉云，亦主骨间疼痛，气居于表。

疾，盛也。快于数而疾，呼吸之间脉七至，热极之脉也。在阳犹可，在阴为逆。

细，微眇也。指下寻之，往来如线，盖血令气虚不足以充故也。为元气不足，乏力无精，内外俱冷，萎弱洞泄，为忧劳过度，为伤湿，为积，为痛在内及在下。

代，更代也。动而中止，不能自还，因而复动，由是复止，寻之良久，乃复强起为代。主形容羸瘦，口不能言。若不因病而人羸瘦，其脉代止，是一脏无气，他脏代止，真危亡之兆也。若因病而气血骤损，以致元气不续，或风家、痛家，脉见止代，只为病脉，故伤寒家亦有心悸而脉代者，腹心痛亦有结涩止代不匀者。盖凡痛之脉，不可准也。又妊娠亦有脉代者，此必有二月余之胎也。

散，不聚也。有阳无阴，按之满指，散而不聚，来去不明，谩①无根柢。为气血耗散，腑脏气绝。在病脉主虚阳不敛，又主心气不足，大抵非佳脉也。

妇人脉法

妇人女子尺脉常盛，而右手大，皆其常也。若肾脉微涩，或左手关后尺内脉浮，或肝脉沉而急，或尺脉滑而断

---

① 谩：通“漫”。

绝不匀，皆经闭不调之候也。妇人脉，三部浮沉正等，无他病而不月者，妊也。又尺数而旺者亦然。又左手尺脉洪大为男，右手沉实为女。又经云阴搏阳别谓之有子。尺内阴脉搏手，而其中别有阳脉也，阴阳相平，故能有子也。

凡女人，天癸未行之时属少阴，既行属厥阴，已绝属太阴，胎产之病从厥阴。凡妇人室女，病寒及诸寒热气滞，须问经事若何。凡产后，须问恶露有无多少。

小儿脉

小儿三岁以下，看虎口三关纹色，紫热，红伤寒，青惊风，白疳病，惟黄色隐隐或淡红隐隐为常候也，至见黑色则危矣。其他纹色，在风关为轻，气关渐重，命关尤重也。及三岁以上，乃以一指按三关寸、关、尺指三关，常以六七至为平，添则为热，减则为寒。若脉浮数，为乳痈风热，或五脏壅，虚濡为惊风，紧实为风痫，紧弦为腹痛，弦急为气不和，牢实为便秘，沉细为冷。大小不匀，崇脉或小或缓或沉或细，皆为宿食不消。脉乱身热，汗出不食，食即吐，为变症也。浮为风，伏结为物聚，单细为疳劳。小儿但见憎寒壮热，即须问曾发斑疹否，此大法也。

诊家宗法

浮沉以举按轻重言。浮甚为散，沉甚为伏。

迟数以息至多少言。数甚为疾，数止为促。

虚实洪微以亏盈言。虚以统芤濡，实以该①牢革，微以该弱。

弦紧滑涩以体性言，弦甚为紧，缓止为结，结甚为代，滑以统动。

长短以部位之过、不及言。

大小以形状言。

诸脉亦统之有宗欤！盖以相为对待者，以见曰阴曰阳，为表为里，不必断断然，七表、八里、九道，如昔人云云也。观《素问》、仲景书中，论脉处之可见取象之义。今之为脉者，能以是观之，思过半矣，于乎脉之道大矣，而欲以是该之，不几于举一而废百欤？殊不知至微者理也，至著者象也，体用一源，显微无间，得其理则象可得而推矣。是脉也，求之于阴阳对待统系之间，则启源而达流，因此而识彼，无遗策矣。

---

① 该：包括。

跋

　　滑伯仁先生，元之医宗也，注《素问》，注《难经》，多有发明。惟《诊家枢要》一书，独具卓识，能补前贤所未及，能正异说之纠纷，至精而约，至简而该，诚诊家之宝筏①也。余自学医道，留心访求已久，至乙亥始得是编于旧书肆中，购而珍之，俾予如夜行得月，心中豁然，而嗜学之余，窃慨前贤于分配部位讫无定论，虽贤如景岳、嘉言，且臆断大小肠配诊尺中，甚至士材、纫庵误会以为本诸滑氏，即章虚谷能辨其非者，亦随声附和，谓二肠误配尺中，实自伯仁始，余独为伯仁冤之。今其书具在，分配确当，悉依古经，岂诸君于此书未之寓目②耶？夫《内经》云尺内以候腹中者，盖包括而可推及之也。又言上竟上者，胸喉中事也；下竟下者，小腹腰股膝胫足中事也。盖不拘一脏一腑，而意会于脏腑之外也。滑氏因扩充其旨，注云左尺主小肠、膀胱、前阴之病，右尺主大肠、后阴之病，是盖通其变，以尺中可兼候得下焦、前阴、后阴、二肠、脐下、少腹、腰膝、股胫、足中之病情，患处非指部位言也。士材误解其说，乃将二肠配定尺中，何见之左也？余考《枢要》中每脉主病，精详至矣。如沉脉中

---

　　① 宝筏：佛教语。比喻引导众生渡过苦海到达彼岸的佛法。
　　② 寓目：过目，看过。

言左尺沉，主肾脏感寒，小便频浊，右尺迟主脏寒泄泻，小腹冷痛，盖以二便开合皆肾所主也，且尺中沉迟，下焦寒甚，故前阴小便频浊矣，后阴泄泻矣，小腹冷痛矣。如左尺洪主膀胱热，小便赤涩，是膀胱热使然，非尽关小肠也明矣！右尺洪主腹满，大便难，是相火炽盛，下焦热甚，故大便难，非尽关大肠也明矣！然二肠鲜有专病，如溺赤淋痛乃心之遗热，小便频清乃心之虚寒，非小肠能自病也。如肠痛、肠澼乃肺之遗热，洞泄清冷乃肺之虚寒，非大肠能自病也。所以《内经》以心脉急甚者名心疝，肺脉沉搏者为肺疝，主二肠之病。《难经》言心脉大甚者，心邪自干心也。微大者，小肠邪自干小肠也。此《内经》《难经》之言，若合符节①而义理昭然，不足为万世之定论乎？要之医家，《内经》《难经》至矣尽矣！后学者虽有睿智聪明，亦研求于其中而不暇②，何敢复生异议于彼？犹自诩其私智以求胜于圣经，亦多见其不知量也！嗟乎！苟非有明理不惑者，又孰能相信而无疑也哉？惜是书几三百年无重刻者，坊中罕有，犹恐湮没而弗彰，谨遵父命，细加雠校③圈点，寿④诸梨枣⑤以公同志，卷首又有家君作传而特表之，由是诊法得以复明于世，不独伯仁幸甚，抑亦医林之幸甚也！

　　后学余显廷跋于语溪橘隐之时在光绪丙子夏六月

中　卷

娄源余含辉燕峰氏述

姪文英遵武、再姪显廷同参订

浮　沉

浮，举有余，按之不足。沉，举不足，按之有余。

燕峰氏曰：浮脉属阳，《素问》谓之毛，云如微风吹鸟背上毛，盖象其轻清在上之象也。惟轻清在上，故方举之即见耳。

显廷按：帝曰：秋脉何如而浮？岐伯曰：秋脉者，肺也，万物之所以收成也，故其气来轻虚以浮，来急去散。又曰：平肺脉来厌厌聂聂①，如落榆荚。盖轻虚以浮，有恬静意，其喻微风吹鸟背上毛者，仍不离轻虚恬静之意，非若毛羽中人肤也。如中央坚，两旁虚，则为太过，是病脉矣。若大而虚，如物之浮，如风吹毛，似以毛羽中人肌肤之状，则但毛而无胃气者也。

附此以时脉、平脉、病脉、死脉而分喻之也。

沉脉属阴，《素问》谓之石，又谓之营，盖象其重浊

①　厌厌聂聂：轻虚平和貌。

在下之象也，惟重浊在下，故必按之始现耳。

显廷按：帝曰：冬脉何如而营？岐伯曰：冬脉者，肾也，万物之所以合藏也，故其气来沉以搏。沉搏者，沉濡而来实也。又曰：平肾脉来喘喘累累如钩。盖沉而滑濡而似钩也，若来如弹石，按之益坚，则为太过，是病脉矣。至搏击而绝，辟辟然如弹石，则又非沉以搏之本体，但沉而无胃气者也。

迟　数

迟，为阴盛，一息三至。数，为阳盛，一息六至。

迟，阴也；数，阳也。一呼一息为一息，至者脉之动。四至、五至方为平脉；三至则迟滞不及，寒也；六至则急数太过，热也。

滑　涩

滑，则流利，如珠走盘。涩，则艰涩，如刀刮竹。

滑，阳中阴也。滑脉必兼数，或浮或沉，莫不辗转流①利，如盘中走珠焉。

涩，阴也，涩脉则兼迟，细而短，至数不匀，有艰涩之意，如刀刮竹者，正喻其阻滞而不滑也。

---

① 流：原无，据《诊家枢要》补。

长 短

长，主气旺，首尾俱端。短，主气虚，首尾俱俯。

长，阳也，直上直下，首尾相称，肝脉宜之，然心脉长者，神强气壮，肾脉长者，蒂固根深，皆美脉也。但长而和缓，即合春生之气，而为健旺之征。若长而硬满，即属火亢之形，而为疾病之应。凡实、牢、弦、紧四脉，皆兼长脉。

短，阴也，两头俯下，而中间浮起，不能满部之状，惟肺脉宜之，肺应秋金，天地之气，至是收敛，故短脉见。然短则气病，必于短中有和缓之意，则气乃治。若短而沉且涩，是气衰之兆，而谓肺见短脉，不为病乎？此长脉属肝，宜于春，短脉属肺，宜于秋，但诊肺肝，则长短自见，而非其部非其时，斯为病脉矣。

廷按：形缩为短。

虚 实

虚，按无力，浮大而迟。实，皆有力，长大而坚。

虚，阴也，中空不足之状，专以软而无力得名。王叔和云虚脉迟大软，按之豁豁然空。盖浮候中，见其大而既兼软，则大不甚大，非如实脉之大可知，且又兼迟，迟为寒状，病之虚极者必挟寒，理势然也。及按之豁豁然空，知为阴虚之状，但其空非截然而空，不过软而无力，几不可见耳。

实，阳也，既大且长而又坚，浮、中、沉三候皆有力，正坚劲有余之象，必有大邪、大热、大积、大聚，而后见此脉也。

微　细

微，甚于细，微细欲绝。细，显于微，如丝沉见。

微、细皆阴也，微在浮分多，细在沉分多。每见人动以微细并称，不知微脉轻取之而如无，故曰阳气衰，沉按之而欲绝，故曰阴气竭，长病得之多不可救，谓正气将次①消灭也，暴病得之犹或可生，谓邪气不至深重也，所以仲景云瞥瞥如羹上肥状，其浮候软而无力也，萦萦如蛛丝状，其沉候细而难见也，盖极细极软，似有似无，欲绝非绝之状焉。

廷按：微，不显也，指下模糊，不分明也。

细脉亦状如丝，但轻取之如无，重按之犹显明而易见，不若微脉之指下模糊，此微较甚于细，而细稍显于微也。大抵二脉俱为阳气衰残之候，惟细脉见滑，仍是正脉，平人多有之，若更兼弦数，则是枯脉，六腑内绝不治。

廷按：细脉形如蜘蛛丝之细，指下分明。

---

① 将次：将要；就要。

脉理存真

二六

濡 弱

濡，细而软，浮举乃见。弱，细而软，沉按方来。

濡，阴中阳也，即软之意，必于浮分乃见细软，中、沉二候不可得而见也。王叔和比之帛_{廷按：帛当作絮}浮水面，李时珍比之水上浮沤，皆曲状，其如随手而没之象也。然浮主气分，浮举之而可得，气犹未败，沉主血分，沉按之而全无，血已伤残，在久病老年人，尚未至必绝，若暴病少壮人，名无根脉，去死不远矣。

弱，阴也，沉而细软之候也。叔和云弱脉极软而沉细，按之乃得，举手无有，然浮取之如无，则阳气衰微，惟弱堪重按，阴犹未绝，若更兼涩象，斯气血交败，生理灭绝矣。

动 芤

动，如转豆，头垂中突。芤，如慈葱，边有中空。

动，阳也，动脉必兼滑数，两头垂下，中央突起，圆转如豆，厥厥动摇之状。

芤，阳中阴也，芤脉必兼浮大软。刘三点①云芤脉何似，绝类慈葱，指下成窟，有边无中。叔和云芤脉浮大而软，按之中央空，两边实。盖芤乃草名，状与葱无异，假

---

① 刘三点：元代医学家刘岳，时号为"刘三点"。

令以指候葱，浮候之着上面葱皮，中候之正当葱中空处，沉候之又着下面葱皮，以是审察，乃两边俱有，中央独空之状也。但动脉之中与两头以寸、关、尺三部平分言也，芤脉之中与两边以浮、中、沉三候竖说定也。

牢　革

牢，则坚牢，沉按始现。革，则鼓革，浮取方得。

牢，阴中阳也，牢脉沉大而弦实，浮、中二候不可得见，坚固牢实之意焉，有深居在内之义焉。故树以根深为牢，深入于下者也，狱以禁囚为牢，深藏于内者也。沈氏云：似沉似伏，牢之位也，实大弦长，牢之体也。

廷按：牢脉沉而强直搏指，主内实。

革，阳中阴也，革脉浮大而弦芤，中、沉二候不可得而见也，恰如鼓皮，外绷急而内虚空也。盖浮举之而弦大，非绷急之象乎？沉按之豁焉，非中空之象乎？惟表有寒邪，故弦急之象著，惟中亏气血，故空虚之象彰，是牢沉革浮，牢实革虚，形症皆异，安得以革脉即牢脉乎？

廷按：革脉中空而外坚，视芤脉一软一坚各别不同，主阴阳不交。

伏　散

伏，沉骨里，阳伏阴藏。散，浮皮间，阳散阴竭。

伏，阴也，浮、中二候绝无影子，虽至沉候，亦不可见，必推筋至骨方得，此阳伏阴藏，受病入深之候也。

散，亦阴也，浮候之儼而大，而亦成脉，中候渐空，重按绝无，此阳气将尽，阴血已亏，根本脱离之候也。

廷按：散，乃按之不聚，来去不明，主气散。

洪弦紧

洪，似洪水，滔滔满指。弦，似琴弦，迢迢挺指，满指盛大，挺指不移。紧，则紧绳指下绞转，左右弹人。

洪，阳也，弦，阳中阴也，紧，阴中阳也，三脉浮、中、沉三候皆见。洪脉属心宜于夏，夏为火令，天地之气酣满畅达，故《素问》谓之钩，言如钩之曲上而复下，应血脉去来之象，象万物敷布下垂之状也。洪者，即大也，如洪水之洪，滔滔而来，正喻其盛满之象，是《素问》之所谓来盛者，叔和云夏脉洪大而散，即《素问》之所谓去衰者，非真如散脉之无根。

廷按：洪，非大也。

显廷按：帝曰：夏脉何如而钩？岐伯曰：夏脉者心也，万物之所以盛长也，故其气来盛去衰。又曰平心脉来累累如连珠，盖脉满而来盛去衰，有钩而且和之义，如来盛去亦盛，则为太过，来不盛去反盛，则为不及，是病脉矣。若脉来坚而搏，如循薏苡子，则又非来盛去衰之本体，但钩而无胃气者也。

弦脉属肝宜于春，春为木令，天地之气温和，故脉软弱，轻虚而滑，端直而长，是弦脉必兼滑，如琴弦之挺直而略带长也。弦为初春之状，阳中之阴，天气犹寒，故如琴弦之端直而挺然，稍带一分之紧急，长为暮春之象，纯属于阳，绝无寒意，故如木干之条直以长，纯是发生之气象，此弦、长二脉皆属肝而主春令，但弦宜初春，长宜暮春耳。顾洪脉之满指盛大者，只是根脚阔大，亦却非坚硬，若使大而坚硬则为实脉，《内经》谓大则病进者，亦以其气方张也。弦脉挺指不移者，从中直过挺然，指下按之不移，其中却仍兼滑意，若使弹指则为紧脉，戴同父谓弦而软其病轻，弦而硬其病重，亦以其气实强也。

显廷按：帝曰：春脉何如而弦？岐伯曰：春脉者肝也，万物之所以始生也，故其气来软弱轻虚而滑，端直以长。又曰：平肝脉来，软弱迢迢。盖言弦之和缓有胃气者如此。其来强实，则为太过，为病脉矣；若急益劲，如新张弓弦，则为死肝脉矣。

又按：高鼓峰曰弦如弓弦之弦，按之勒指，胃气将绝，五脏无土，木气太甚，即真脏脉也。凡病见此即凶。廷乙亥仲冬朔日，诊视李耀先舅，痫症，察其面色黯黑无神，明堂现青色，诊得左关，脉来刚劲勒指，如弓弦然，绝无胃气，乃真脏脉见，无能为力矣。《内经》云肝见庚辛死，余决其不治，必死在庚辛日，后于初八辛丑日果殁。

紧脉则急疾有力，绷急而兼绞转之形，故紧脉必数甚，丹溪谓譬如二股三股纠合为绳之象，可见紧之为义，不独纵有挺急，且横有转侧，此《内经》谓之左右弹人，仲景谓之转索，叔和谓之切绳也，所以比之弦有更加挺劲及转为绳索之异耳。

促结代

促，为急促，数时一止。结，为凝结，缓时一止，止无常数，一止即来。代，即禅代，止有常数，良久方至。

促，阳也。结、代皆阴也。止者，或衰惫而失其揆度之常，或留滞而阻其运行之机，因而不相接续也，俗谓之歇至。

促脉必兼数，于急促中时见一止。

结脉必兼缓，如徐行而怠，偶羁①一步，皆或二动三动而止，一止即来。

代脉兼迟，止有常数，如四时之禅代，不愆其期，但不能自还，必良久而后复动耳。

独有缓脉主为胃气，来往和匀，四至即是，必有兼脉，方以病拟。

缓，阴也，从容和缓，浮沉得中，此平人之正脉，即真胃气脉也。

廷按：病中湿，脉多怠缓，身足重，步履疲，此屡

---

① 羁：停留。

验也。

杨乘六①曰：大抵脉来和缓，病虽重可治，以其有胃气也。大抵病能饮食，虚能受补，亦为有胃气，易治易愈。若见食即畏，服药即胀，为无胃气，不治。

显廷按：帝曰：四时之序，逆从之变异也，然脾脉独何主？岐伯曰：脾脉者土也，孤脏以灌四旁者也。帝曰：然则脾善恶可得见之乎？岐伯曰：善者不可得见，恶者可见。玩此可知善者是缓脉之从容不迫，浮沉得中，不疾不徐，意气欣欣，悠悠扬扬，难以名状，是真胃气脉也。故凡脉皆以有胃气为本，惟以意消息之。又曰：平脾脉来，和柔相离，如鸡践地。盖犹鸡之徐行践地，至和而柔者也。若病，脾脉来实而盈数，如鸡举足。盖犹鸡之疾行举足，虽为和缓，而实盈且数，则少和缓意，所以谓之病也。至死，脾脉来则锐且坚，是弱而不和矣。如鸟之喙，其喙不静矣；如鸟之距②，其距必前矣；如屋之漏，其势必间矣；如水之流，其势不及矣，所以谓之死也。

大小疾

大，不是洪，应指形大。小，不是细，应指形小。疾，快于数，脉来七至。

---

① 杨乘六：清代医家。字以行，号云峰，西吴（今浙江湖州）人。精于医，尤对脉诊最为擅长，撰《临证验舌法》，另辑有《医宗己任篇》。

② 距：雄鸡爪子后面突出像脚趾的部分。

显廷续补：大，阳也，浮取之若浮而洪，沉取之大而无力，与洪脉之盛大且数不同，旧本多统于洪脉，今分别之。

小，阴也，指下形小，与细脉之细如蜘蛛丝不同，二者乃以形状言大小也。

疾，阳也，呼吸之间脉来七至，数之至极，故又名极，是热极之脉也。

附辨似脉

燕峰氏曰：虚、散、芤、革四脉，皆见浮大，亦皆不任沉按，但虚之大软而兼迟，散之大涣散轻飘，芤之大则软，革之大且弦也。虚则愈按而愈软，芤则重按而反见，散、革按之全无，然散之无是涣散意，革之无乃中空象也。

濡、微二脉皆浮细而软，又皆不任沉按，但濡脉浮候犹见细软，微则轻取如无，更极细极软矣。濡脉按之随手而没，微则欲绝非绝，犹似有似无矣。其并异于虚、散、芤、革者，一从浮大，一从浮细也。

细、弱二脉，皆沉按始得，亦皆浮举全无，但细脉虽沉，按之犹显明而易见，弱更较之极细极软耳。其并异于濡、微者，一在浮分，一在沉分也。

短脉之两头俯而中央起，与动似，但动是圆转如豆，必兼滑数，短则气虚不能满部，不若动脉之动摇不已也。

实脉之长大而坚，其强劲与弦、紧、牢似，但弦虽略带长而必滑，紧虽急劲而必数，且犹弹手，牢之实大弦强，是又兼弦，亦只见于沉分耳。

燕峰氏按：帝问曰：何以知病之所在？岐伯曰：察九候独小者病，独大者病，独疾者病，独迟者病，独热者病，独寒者病，独陷下者病。玩此"独"字，正医中精一之义，诊家纲领莫切于此，经云得一之精以知死生是也。盖九候中，有脉独与他部不同，即按其部而知其病之所在也，但既言独疾，则主热矣，既言独迟，则主寒矣，而又言独寒独热者，必于阳部得洪、实、滑、数之脉，故又言独热也，必于阴部得迟、微、细、涩之脉，故又言独寒也，独陷下者，沉伏而不起者也。

显廷按：《诊家枢要》每脉分主病症，以寸迟主上寒，关迟主中寒，尺迟主下寒，盖亦深得经旨之奥义。至《吴医汇讲》唐立三①言三部之脉，数则俱数，迟则俱迟，如何提出一部之独迟独数为主病乎？此为叛经之论，勿为所惑，当以燕峰公灼见为定论也，要知一部独乖，乖处藏奸，便得病之所在，洵诊家之扼要哉！

---

① 唐立三：名大烈，号笠山，江苏苏州人，选授苏州府医学正科。生年不详，卒于嘉庆辛酉（1801）。主编《吴医汇讲》。

脉理存真

三四

下 卷

橘泉子余显廷廉斋甫述

太极图抄引

朱子曰：太极只是天地万物之理。在天地统体一太极，在万物①各具一太极，即阴阳而在阴阳，即五行而在五行，即万物而在万物。夫五行异质，四时异气，皆不能外乎阴阳，阴阳异位，动静异时，皆不能离乎太极，人在大气中，亦万物中一物尔，故亦具此太极之理也。惟具此太极之理，则日用动静之间，皆当致夫中和，而不可须臾离也。医之为教，正示人节宣天地之气，而使之无过不及。攻是业者，不能寻绎②太极之妙，岂知本之学哉？故具太极图抄于首简。

周子太极图说

无极而太极，太极动而生阳；动极而静，静而生阴。静极复动，一动一静，互为其根，分阴分阳，两仪立焉。阳变阴合而生水、火、木、金、土，五气顺布，四时行焉。五行一阴阳也，阴阳一太极也，太极本无极也，五行之生也，各一其性，无极之真，二五之精，妙合而凝，乾道成男，坤道成

---

① 万物：此下原衍"万物"二字，据文义删。
② 寻绎：反复探索，推求。

无极而太极

阳
动　　　　　　阴
静

火　　水
土
木　　金

坤
道
成
女　　　　　乾
道
成
男

万物化生

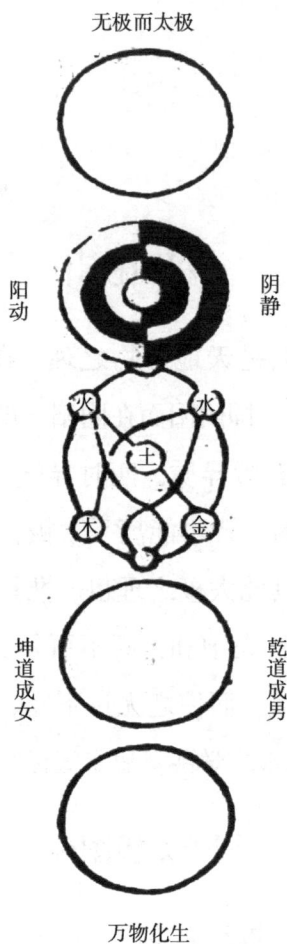

女，二气交感，化生万物，万物生生而变化无穷焉。惟人也，
得其秀而最灵，形既生矣，神发知矣，五性感动而善恶分，
万事出矣，圣人定之以中正仁义而主静，立人极焉，故圣人
与天地合其德，日月合其明，四时合其序，鬼神合其吉凶，
君子修之吉，小人悖之凶，故曰立天之道曰阴与阳，立地之

道曰柔与刚，立人之道曰仁与义。又曰原始反终，故知死生之说大哉。《易》也，斯其至矣。

不知《易》者不足以言太医论

生生子曰：天地间非气不运，非理不宰，理气相合而不相离者也，何也？阴阳气也，一气屈伸而为阴阳。动静，理也；理者，太极也，本然之妙也。所以纪纲造化，根柢①人物，流行古今，不言之蕴也，是故在造化则有消息盈虚，在人身则有虚实顺逆。有消息盈虚则有范围之道，有虚实顺逆则有调剂之宜，斯理也，难言也。包犠氏②画之，文王彖③之，姬公④爻之，尼父⑤赞而翼之，黄帝问而岐伯陈之，越人难而诂释之，一也。但经与四圣则为《易》，立论于岐黄则为《灵》《素》，辨难于越人则为《难经》，书有二而理无二也。知理无二，则知《易》以道阴阳，而《素问》，而《灵枢》，而《难经》，皆非外阴阳而为教也。《易》理明则可以范围天地，曲成民物，通知乎昼夜。《灵》《素》《难经》明，则可以节宣化机，拯理

① 柢：当作"柢"。
② 包犠氏：即伏犠氏。是五天帝之一，生于陇西成纪（今甘肃天水市），所处时代约为旧石器时代中晚期。伏犠是古代传说中中华民族人文始祖，是中国古籍中记载的最早的王，是中国医药鼻祖之一。
③ 彖（tuàn）：《易经》中解释卦义的文字。
④ 姬公：指周公姬旦。周文王第四子。封地在鲁（今山东），史称周公。是西周初杰出的政治家、思想家、军事家。
⑤ 尼父：亦称"尼甫"。对孔子的尊称。孔子字仲尼，故称。

民物，调燮札瘥①疵疠②而登太和。故深于《易》者，必善于医，精于医者，必由通于《易》。术业有专攻，而理无二致也，斯理也，难言也，非独秉之智不能悟，亦非独秉之智不能言也。如唐祖师孙思邈者，其洞彻理气合一之旨者欤，其深于《易》而精于医者欤，其具独秉之智者欤。故曰不知《易》者不足以言太医，惟会理之精，故立论之确，即通之万世而无弊也。彼知医而不知《易》者，拘方之学，一隅之见也，以小道视医，以卜筮③视《易》者，亦蠡测④之识，窥豹⑤之观也，恶足以语此。

两肾命门合周子太极图形

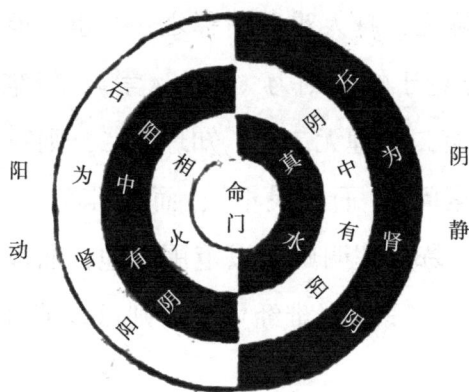

---

① 札瘥：疫疠、疾病。

② 疵（cī 呲）疠：亦作"疵厉"。灾害疫病。

③ 卜筮：古时预测吉凶，用龟甲称卜，用蓍草称筮，合称卜筮。

④ 蠡（lí 里）测：以瓠瓢测量海水。比喻见识短浅，以浅见量度人，"以蠡测海"的略语。

⑤ 窥豹："窥豹一斑"的略语。谓只见局部未见整体。比喻以小见大或以偏概全。

《难经》曰：命门者，男子以藏精，女子以系胞。余按：《内经》只云精藏于肾，又考胞胎，亦是系于两肾，其谓男子以藏精，女以系胞者，是极归重于命门。以此中间动气，为人之命蒂，藏精系胞，皆由其主持，实生命之根也，故云。

　　橘泉子按：人受天地之中以生，亦具有太极之形，如两肾命门，在人身中合成一太极，是天人一致之理也。盖人以气化而成形，二五之精①，妙合而凝，初如珠露之一滴，而命门先生，内含一点元阳，以为生生不息之机。命曰动气，又曰原气，此中间命门，即太极之本体也。迨②气以成形，分阴分阳，而两肾始生，是太极之生两仪也。故第以形言，则左为肾阴，右为肾阳，为藏精之舍，而命门则无形可见，常运动乎其中，实为阳气之根，虽不曰相火，亦即火之气也。两肾中间是其安宅，即《易》所谓一阳陷于二阴之中，一是阳数，阳则为火，其《内经》少火生气之谓欤。至其右旁相火，即三焦之宅穴，三焦者，通达于命门，禀命而行，周流于一身而不息；其左旁真水，乃真之水气，亦随相火周流于一身之间。此一水一火，俱本无形，日夜潜行而默运，要皆由命门主使之。故《难经》曰肾间动气者人之生命也，人身既由此而生，可不慎保其真元也哉？

① 二五之精：指生命之孕育。二指阴阳，五指五行。
② 迨（dài 代）：等到，达到。

越人曰左为肾右为命门合二气圆转太极图说

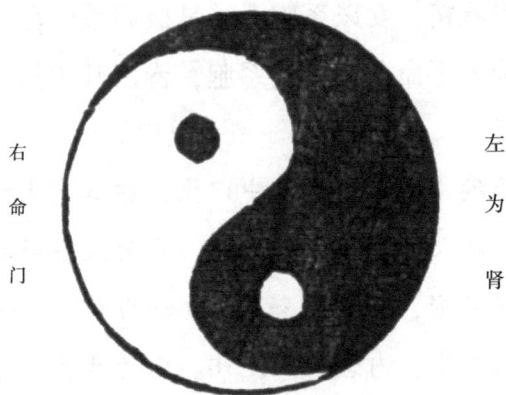

考汪双池①先生《诠义》，曰太极之为图不一，若杨龟山②则白圈而涂其半●，蔡西山③则又为二气圆转之形●，此于理不诬，而法象皆有所合。余按：越人以左为肾，右为命门，云命门者，诸神精之所舍，原气之所系，是皆以气言，而与此图甚合，故独宗之。

橘泉子按：《易》有太极，是生两仪。两仪者，只是

---

① 汪双池：即汪绂（1692～1759），字灿人，号双池，又号重生。清代徽州婺源（今属江西）人。著有《易经诠义》《书经诠义》《诗经诠义》《春秋集传》《礼记章句》《医林纂要探源》等。

② 杨龟山：即杨时（1053～1135），北宋学者、官吏。字中立，号龟山，南剑州将乐（今属福建）人。著有《龟山集》。

③ 蔡西山：即蔡元定（1135～1198），字季通，学者称西山先生，建宁府建阳县（今属福建）人。南宋著名理学家、律吕学家、堪舆学家，朱熹理学的主要创建者之一，被誉为"朱门领袖""闽学干城"。

两个阴阳，邵子①所谓一分为二者也。由是观之，则蔡氏二气圆转之图，亦直以太极分为两个阴阳，其象活泼，其气圆转，诚哉于理不诬矣。而越人谓左为肾、右为命门者，盖以先天转为后天，乾变成离，一阳落于坎中，为生气之根，升发于左肾，归藏于右肾，其中是先天乾阳之所在，为人生命之门，故直曰命门。且后天之义，本以震之一阳为主，阴止以辅阳而已，则右尺命门正是一阳震卦，人自不查耳。夫天下事，信之以理，理所可信，从而信之，越人分左为肾、右为命门，虽《内经》所未发，然不得以此而疑之。彼《内经》未以两肾分言者，正犹浑仑之太极，无极之前，阴中含阳，有象之后，阳以分阴，斯《内经》妙处，乃不言之言也。矧②《三十九难》云命门其气与肾通，则亦不离乎肾，其习坎之谓欤。八卦中他卦虽重，不加其名，独坎加习，则越人右加其名曰命门，其义不灼，然可见哉。学者于此不加察焉，反訾③而非之，是亦惑矣。苏氏轼曰：医之有《难经》，句句皆理，字字皆法，后世达者，神而明之，如盘走珠，如珠走盘，无不可者，若出新意而弃旧学以为无用，非愚无知则狂而已。余尝佩斯言而志之勿谖④。

---

① 邵子：即邵雍（1011—1077），北宋哲学家、易学家，有内圣外王之誉。字尧夫，谥号康节，自号安乐先生、伊川翁，后人称百源先生。

② 矧（shěn 审）：另外，况且。

③ 訾（zǐ 紫）：毁谤，非议。

④ 谖（xuān 宣）：忘记。

灵兰秘典十二官论

此言十二官之道，乃至道也，微妙而难测，变化而无穷，帝乃深赞此论，而藏灵兰之室，以传保焉。实习医之第一要义，学者当熟玩之。

帝曰：愿闻十二脏之相使，贵贱何如？岐伯曰：心者，君主之官也，神明出焉。心为一身之君主，禀虚灵而含造化，聪明智慧莫不由之，故曰神明出焉，是极归重于心也。肺者，相去声傅之官，治节出焉。肺与心皆居膈上，位高近君，犹之宰辅，故称相傅之官。肺主气，调则营卫脏腑无所不治，故曰治节出焉，节制也。肝者，将军之官，谋虑出焉。勇而能断，故曰将军，肝能藏血，故善谋虑，而谋虑所出，犹运筹于帷幄之中也。胆者，中正之官，决断出焉。胆秉刚果之气，故为中正之官，有胆量则有果断，故决断出焉。膻中者，臣使之官，喜乐出焉。膻中者，胸中两乳间，为气之海，包络为心之居室，膻中如包络之宫城，位居膻中，而代君行令，故为臣使之官，气和志通，则喜乐出焉。脾胃者，仓廪之官，五味出焉。脾主运化，胃司受纳，通主水谷，故皆为仓廪之官，五味入胃，由脾转输，以养脏气，故曰五味出焉。大肠者，传道之官，变化出焉。大肠居小肠之下，小肠之受盛者，赖以传道，变化糟粕，从是出焉。小肠者，受盛平声之官，化物出焉。小肠居胃之下，受盛胃中水谷，赖以化物而分清浊，水液由此而渗于前，糟粕由此而归于后，脾气化而上升，小肠化而下降，故曰化物出焉。肾者，作强之官，伎巧出焉。五脏惟肾强于作用，故曰作强之官。而男女构精，人物化生，精妙莫测，故曰伎巧出焉。**三焦者，决渎之官，水道出焉。**决，通也；渎，水道也。上焦不治则水泛高原，中焦不治则水留中脘，下焦不治则水乱二便，三焦气治则脉络通而水道利，引导阴阳开通闭塞，故曰决渎之官。**膀胱者，州都之官，津液藏焉，气化则能出矣。**膀胱位居最下，是为水府，乃水液都会之处，故曰州都之官，津液藏焉。膀胱有下口而无上口，水谷入肠，济泌别汁而渗入膀胱，若得下气海之气施化，则溲便注泄，气海之气不及则闭塞而不通矣。**凡此十二官者，不得相失也，故主明则下安，以此养生则寿，殁世不殆，以为天下则大昌。**主即心也，盖心者君主之官，神明出焉，故心既明，以摄生则寿，以处世则安，以治天下则昌，皆实理也。**主不明则十二官危，使道闭塞而不通，形乃大伤，以此养生则殃，以为天下者，其宗大危，戒之戒之！**玩此则十二脏之主在心，贵莫加焉，能养其主则十二官俱不相失，摄生处世治天下，无往而不得矣。

人身内景说

咽之与喉有二窍，前后不同，喉在前，咽在后。咽则因物而咽，以应地气，而为胃之系，下连胃管，为水谷之道路。自咽而入于胃，胃主腐熟水谷，其水谷精悍之气自胃之上口出于贲门，输于脾，脾气散精，上归于心，淫精于脉，脉气流经，经气归于肺，肺朝百脉，输精于皮毛，毛脉合精，气行于腑，腑精神明，留于四脏，冲和百脉，颐养神气，利关节，通九窍，滋志意者也。其滓秽则自胃之下口入于幽门，传与小肠，自小肠下口至于大肠上口，大、小二肠相会为阑门。阑门者，阑约水谷以分别也，其水则渗灌入于膀胱。膀胱者，胞之室也，胞虚受水而为脏水之室家也。其浊秽入于大肠，大肠一名回肠，以其回屈而受小肠之浊秽也。喉主出纳，以应天气，而为肺之系，下接肺经，为喘息之道路，自喉咙而通于肺，肺下无窍而有空，行列分布诸脏清浊之气以为气管，大肠为肺之腑，肺色白，故大肠为白肠，主传送浊秽之气下行，传化物而不藏，皆由脏气鼓运也。肺之下有心，心系有二，一则上与肺相通，一则自肺叶曲折向后，并脊膂细络相连，贯脊通髓，而与肾系相通，小肠为心之腑，心色赤，故小肠为赤肠，主引心火浊气下行，其能化物者，心火之力，故称为火腑也。盖心通五脏系，而为五脏之主，有隔膜遮蔽浊气，不得上熏于心，所以真心不受邪凌犯，其所以致病者，心包络耳。心包络是包心脏之膜，有细筋如丝，自膻中散布，络绕于三焦。三焦者，即脏腑之外，躯体之内，包络诸脏腑，一腔之大腑也，其气通灌十二经络，上下往来，无有休息。脾系在膈下，著①右胁，上与胃膜相连，胃为脾之腑，脾色黄，故胃为黄肠，而为水谷之腑也。肝系在心肺下，著左胁，上贯膈，入肺中，与膈膜相连，而胆在肝短叶之间，胆为肝之腑，肝色青，故胆为青肠，而为清静之腑也。肾与脐对，左右两枚，精之所舍，而曲附脊膂，有系上通于心，所谓坎离相感，水火升降者此也，膀胱为肾之腑，肾色黑，

---

① 著：通"着"。

故膀胱为黑肠，而为津液之腑也。

三阴三阳表里

足太阳与少阴为表里，少阳与厥阴为表里，阳明与太阴为表里，是谓足之阴阳也。手太阳与少阴为表里，少阳与手心主为表里，阳明与太阴为表里，是谓手之阴阳也。

此言手足各之阴阳，两经为之表里也，表里者，内外也。足太阳者，膀胱也；足少阴者，肾也。膀胱之井、荣、俞、原、经、合始于足小指之外侧，肾之井、荣、俞、经、合始于足心，故皆称曰足。膀胱为腑，故曰表；肾为脏，故曰里。是足太阳与足少阴为表里者如此。足少阳者，胆也；足厥阴者，肝也。胆之井、荣、俞、原、经、合始于足之第四指之端，肝之井、荣、俞、经、合始于足大指外侧之端，故皆称曰足。胆为腑，故曰表；肝为脏，故曰里。是足少阳与厥阴为表里者如此。足阳明者，胃也；足太阴者，脾也。胃之井、荣、俞、原、经、合始于足次指之端，脾之井、荣、俞、经、合始于足大指内侧之端，故皆称曰足。胃为腑，故曰表；脾为脏，故曰里。是足阳明与太阴为表里者如此，此乃所以为足之阳经阴经也。手太阳者，小肠也；手少阴者，心也。小肠之井、荣、俞、原、经、合始于手小指外侧之端，心之井、荣、俞、经、合始于手小指内侧之端，故皆称曰手。小肠为腑，故曰表；心为脏，故曰里。是手太阳与少阴为表里者如此。手少阳者，三焦也；手厥阴者，心包络经也。三焦之井、荣、俞、原、经、合始于手第四指之端，心包络经之井、荣、俞、经、合始于手中指之端，故皆称之曰手。夫曰手心主者，盖包络居心之下，代心主以行事，心不受邪，而治病者亦治手心主，故即称之曰心主。大义见《灵枢·邪客篇》三焦为腑，故曰表；心主为脏，故曰里其脉则共见于右手尺部，惜乎后世之人不能知此，但知有命门之说，而不知此部有二经之脉也，是手少阳与心主为表里者如此。手阳明者，大肠经也；手太阴者，肺也。大肠之井、荣、俞、原、经、合始于手次指之端，肺之井、荣、俞、经、合始于手大指之端，故皆称曰手。大肠为腑，故曰表；肺为脏，故曰里。是手阳明与太阴为表里者如此也，乃所以为手之阳经阴经也。按：《灵枢·经脉篇》言十二经经脉之行起①于肺经，则曰属肺络大肠，大肠经则曰属大肠络肺，胃则曰属胃络脾，脾则曰属脾络胃，心则曰属心络小肠，小肠则曰属小肠络心，膀胱则曰属膀胱络肾，肾则曰属肾络膀胱，心包则曰属心包络三焦，三焦则曰属三焦络包络，胆则曰属胆络肝，肝则曰属肝络胆。凡本经则曰属，而与为表里者则曰络，其相须有如此者，宜乎其为表里也。

诊命门说

　　橘泉子按：越人以左为肾，右为命门。云命门者，诸精神之所舍，原气之所系，男子以藏精，女子以系胞，此

---

　　① 起：原作"其"，据文义改。

真上补《灵》《素》之未及，何后人犹敢非之？抑思不有越人，又何从知有命门也？盖人身之所贵者，阳而已耳。阳为主，阴为辅；气为重，血为轻；阳可以统阴，阴只以从阳。故先天一点元阳居于命门，是为阳气之根，所谓龙雷之火也，雷乃地下之阳，亦即火之气也。左尺属水，右尺属火；左为血，右为气；左以候肾，右候命门。似得《难经》本旨矣。而《医旨续余①》《吴医汇讲》犹谓《铜人图》命门穴在两肾俞之中，且命门乃肾间动气，非若属脏属腑，有形质之物，以经络动脉，而形于诊，此不特右尺不能候，即两尺亦不能候，信如斯言，则探本命门之一法，晦而弗明矣。殊不知脉法不能拘于穴道脏腑取诊。《经》云：脉者，气血之主，气血者，人之神也。故以形言，命门虽居两肾中间，而以气言，则左为阴血，右为阳气，命门配诊右尺，于理不诬矣。世之医书，惟扁鹊之言为深，然往往有隐而未详者，殆欲使后人自求之耳。

诊手心主说

橘泉子按：《二十五难》曰：手少阴与心主别脉也，心主与三焦为表里，俱有名而无形，故言经有十二也。盖心包络为包心脏之膜，与心虽相近而不相络，即经脉度数终始亦各为一脉。其脏虽有一衣膜，而与他脏他腑之自具

---

① 医旨绪余：明代医学家孙一奎著。

一形者，又各不同，如三焦外腑，包罗诸脏，众之所共，外有孤腑，而内无形，包络包心，用为包护真心，以御邪莫能害，究只一衣膜以之包裹而无特形，故曰有名无形也。况君火以名，相火以位，手厥阴代君火行事。以用而言，故曰手心主；以经而言，则曰心包络。一经而二名，实相火也。其背经义者，徒拘拘①以三焦脉上见寸口，中见于关，下见于尺，以手厥阴即手少阴心脉同部，果如其言，则右尺当何所候耶？竟不思心络小肠不络心主，手厥阴本与手少阳相络，三焦包脏腑之外，而心包外护于心，部位相近，故经络相通，合为一阴一阳之表里。凡各部配诊，皆以脏腑相络相为表里，手以手配，足以足配，阴以阳配，火以火配，水以水配，乃自然之势，不得不然者，且心与肾，上下相通，坎离相感，心主相火，代君行令，三焦相火通达命门，以右尺相火同部配诊，是得《难经》之本旨，如《十八难》曰手心主少阳火生足太阴阳明土是也。惜乎虚谷②既能以士材误配二肠于尺中，力辨其非，乃复谓心主当诊左寸，三焦当分隶寸关尺配诊，此又自复为误，而不自知其非矣，总之拘拘以心主在上，谓不得诊之于尺，与其言二肠在下，不得诊之于寸者，同为叛经之说，何乃以五十步笑百步耶？

---

① 拘拘：拘泥貌。
② 虚谷：即章虚谷。

诊三焦说

橘泉子按：《三十八难》曰：三焦者，有原气之别焉，主持诸气，有名而无形，其经属手少阳，此外腑也。盖主持诸气为原气之别使者，以原气赖其导引潜行于一身之中，故呼吸升降，水谷腐熟，皆待此通达命门，禀命而行，使引导原气，周流于五脏六腑之间，顾焦从火，相火也，其满腔中热气，则原气与胃气而已。上、中、下三焦有分司之任，上主升达气血而布胸中，宗气所注；中主腐熟水谷而化精微，营气所注；下主济泌别汁而分清浊，卫气所出，此言其司治如此，不得拘拘以三焦分隶寸关尺配诊。总之，一身经脉气血相络贯通，凡诊脉部位，不可以上焦下焦脏腑位所为言，其所候者，是候脏腑之气，非候脏腑之体也，故《内经》云脉者气血之先人之神也。所谓知其要者，一言而终，不知其要，流散无穷，况右尺属相火，三焦又为原气之别使，实与命门相通，以三焦、手心主、命门同部配诊于右尺，毫无疑义矣。至马氏①复称三焦有形者，乃不知外腑包罗诸脏，众之所共，名有而实无，即越人所言外腑之内无形可见者，正以《内经》云上焦如雾、中焦如沤、下焦如渎，举无形之功用相似者而比

---

① 马氏：即马莳，明代著名医家，字仲化，又字玄台，后人为避康熙讳，改为元台；是会稽（今浙江绍兴）人。约生于15世纪，卒于16世纪。著有《黄帝内经素问注证发微》《黄帝内经灵枢注证发微》二书。

拟之也，使必以无形之说为误，岂岐、黄、越人之才智，反在后人下耶？观此配合，则知手以手配，足以足配，手足阴阳，皆有定偶，手配手之阴阳，足配足之阴阳，而手心主、三焦俱属相火，一脏一腑，一表一里，一阴一阳，皆是手经，既诊于右尺为合理，自必不复配足经之右肾，明矣！

诊大小肠说

橘泉子按：《内经》分寸、关、尺部位，候五脏一胃之气，而未及他腑，遂致后人纷纷聚讼，以大、小肠或诊于寸，或诊于尺，卒无定论，要皆由未明至理也。盖肺与大肠为表里，心与小肠为表里，其气化相合，经络相通，其形虽是居下，而气实升现上，故《十难》言一脉有十变，假令心脉急甚者，肝邪干心也，微急者，胆邪干小肠也；心脉大甚者，心邪自干心也，微大者，小肠邪自干小肠也；心脉缓甚者，脾邪干心也，微缓者，胃邪干小肠也；心脉涩甚者，肺邪干心也，微涩者，大肠邪干小肠也；心脉沉甚者，肾邪干心也，微沉者，膀胱邪干小肠也。五脏各有刚柔邪，故令一脉变为十也，此特以心脏发其例，余可类推。以腑脏之气，同候于一部，脉乖甚者为脏病，微乖者为腑病也，且《内经》言肺脉沉搏为肺疝，肺疝则为大肠之病；心脉急甚为心疝，小肠为之使，少腹有形也。

由是观之，则大肠必当诊于右寸，小肠必当诊于左寸，毫无疑义矣。夫医之门户分于金元，金元以前，悉皆从古诊法，未有言二肠当诊于尺者，自明以后，始谬为二肠在下，当诊尺中之说，然推原其故，实由高阳生之《脉诀》讹传，前贤力辟其非，因欲正之，而复误以配诊部位，翻乱殆尽，殊不知《脉诀》固非叔和本书，而独此配诊部位，悉遵叔和，非出伪诀，且亦非始于叔和，实本诸《灵》《素》《难经》耳。若能究《内经》《难经》之的旨，自可了无疑义，顾①蔑古者，必以嘉言、景岳之言为宗，亦不知所取法矣。

诊膀胱说

橘泉子按：膀胱一腑，止有下口而无上口。盖得气海之气施化，则溲便注泄，气海之气不及，则闷隐不通，是小便之约束启闭，全在气化所司也。近阅《吴医汇讲》，独言交肠之病，小便出粪，其粪由肠流入膀胱，则膀胱必有上口云云，何不明至理，甚见之左矣。余考《灵枢·营卫生会篇》曰：水谷者，常并居胃中，成糟粕，而俱下于大肠而成下焦，渗而俱下，济泌别汁，循下焦而渗入膀胱焉。此言糟粕下于大肠，由气火蒸化，渗出肠外之水液，流至下焦，济泌别汁，清者随气输布，秽者渗入膀胱，故

---

① 顾：表示轻微的转折，相当于"而""不过"。

膀胱名津液之腑也。考夷人①《全体新论》②，尝剖验尸身，亦见膀胱有下口而无上口，云溲便泄精，虽由外肾茎总门施出，而内有膀胱之下口在焉，有肾脏之精窍在焉。膀胱之溺，肾脏之精，分道而施，皆借总门而出者也。寻释于圣经，考之于明验，则知其必无上口矣。要之交肠之病，是因大、小肠交接处损伤，其粪漏出，杂气水流于下焦，渗由小便总门而出，故病名交肠，与膀胱不相涉也。若必以交肠之病，小便出粪，即谓其粪由膀胱中来者，岂交媾所泄之精，莫非亦从膀胱中来乎？可见《汇讲》不究经旨，不明《内景》之臆说也。至论诊法，即左尺属水，膀胱又为水府，与肾脏相络相为表里，一阴一阳，足与足配，似诊之左尺，已无疑义矣，其误会经云肾合三焦膀胱一语，而以膀胱候之于两尺者，是为臆说，吾不信也。

人迎气口辨

《禁服篇③》雷公曰：愿闻其工？黄帝曰：寸口主中，人迎主外，两者相应，俱往俱来，若引绳大小齐等。春夏人迎微大，秋冬寸口微大，如是者，名曰平人。

马元台曰：此言人迎、寸口之脉各有所主，而合四时

---

① 夷人：对外国人的泛称。

② 全体新论：我国最早有人体解剖图的医学书，清咸丰元年（1851）上海墨海书馆刊，是书为西方医术传入中国较早之著作，著者（英国）合信，陈修堂译，内收大量人体解剖图。

③ 禁服篇：即《灵枢·禁服篇》。

者，为无病也。寸口者，居右手关前，即太渊穴去鱼际一寸，故曰寸口，以其为脉气之所会，故曰脉口，又曰气口。寸口主中，乃足、手六阴经脉所见也。人迎者，居左手关前，盖人迎乃足阳明胃经之穴名，而其脉则见于此，故即以人迎称之，以胃为六腑之先也。人迎主外，故左关为东为春，左手为南为夏，所以谓左寸为外，凡足、手六阳经之脉，必见于此；右手为秋为西，右关为中央为长夏，其两尺则为北为冬，所以谓右寸为内，凡足、手六阴经之脉，必见于此。然寸口之脉，在内而出于外，人迎之脉，在外而入于内，即如人迎一动为足少阳胆经，寸口一动为足厥阴肝经，则肝与胆相为表里，而一出一入，两经本相应也，故俱往俱来。若引绳齐等，而春夏之时，则人迎比寸口之脉为微大，秋冬之时，则寸口比人迎之脉为微大，乃为平和无病之人也。盖曰微大，则是平和之脉耳。

《六节藏象论》曰：人迎一盛病在少阳，二盛病在太阳，三盛病在阳明，四盛以上为格阳。寸口一盛病在厥阴，二盛病在少阴，三盛病在太阴，四盛以上为关阴。人迎与寸口俱盛，四倍以上为关格，关格之脉羸，不能极于天地之精气则死矣。

马元台曰：此言关格之脉，而决其为死也。然胃、胆、小肠、大肠、三焦、膀胱之脉，见于左手关前曰人迎，肝、心、脾、肺、肾之脉，见于右手关前曰气口，故《灵枢·终始经脉四时气》等篇皆云：人迎一盛，病在足少阳，一盛而躁，病在手少阳；人迎二盛，病在足太阳，二盛而躁，病在手太阳；人迎三盛，病在足阳明，三盛而躁，病在手阳明；人迎四盛且大且数，名曰溢阳，溢阳为外格，故此篇名之曰格阳，正以拒六阴于内，而使之不得出耳。又言脉口一盛，病在足厥阴，一盛而躁，病在手心主；脉口二盛，病在足少阴，二盛而躁，病在手少阴；脉口三盛，病在足太阴，三盛而躁，病在手太阴；脉口四盛，且大且数者，名曰溢阴，溢阴为内关，故此篇名之曰关阴，正以关六阳在外，而使之不得入耳。

　　雷公曰：病之益甚与其方衰如何？黄帝曰：外内皆在焉切其脉口，滑小紧以沉者，病益甚在中，人迎气大紧以浮者，其病益甚在外。其脉口浮滑者病日进，人迎沉而滑者病日损，其脉口滑以沉者，病日进在内，其人迎脉滑盛以浮者，其病日进在外，脉之浮沉及人迎与寸口气小大等者病难已，病之在脏沉而大者易已，小为逆，病在腑浮而大者其病易已。人迎盛坚者，伤于寒；气口盛坚者，伤于食。

　　马元台曰：此言病之间甚、内外，可切人迎、脉口以知之也。公以病之益甚方衰难知为疑，帝言人迎主外，脉口主内，外内皆在，其病可得而知也。切其脉口而滑脉兼小及紧以沉者，其病当在中，而为益甚也；切其人迎而脉气既大兼紧以浮者，其病当在外，而为益甚也。然脉口不但脉滑兼小及紧以沉者为益甚，虽滑而带浮者，亦病必日进也；人迎不但脉大兼紧以浮者为益甚，若沉而带滑，则病可日减矣。由此观之，则脉口浮而带滑者，病固日进，虽滑而带沉者亦然，但其病在内，所谓一盛二盛三盛，乃六阴经之为病也。人迎必沉而带滑者，幸得日损，若盛以浮者，必不能损，而为日进，但其病在外，所谓一盛二盛三盛，乃六阳经之为病也，不宁唯是医工用指以脉之。《伤寒论》曰脉之者本此。人迎与寸口，其脉气或小或大相等者，则外感内伤俱未尽减，其病为难已也。然病在六阴，谓之在五脏也，必沉而大者，其病易已。盖沉为在内，大则有力也，若沉而带小，则病之在脏者未已也。病在六阳，谓之在六腑也，必浮而大者，其病易已，盖浮为在外，大为易散也。何以知人迎之为外感也？惟其脉之盛而且坚，是必伤于寒者所致耳。何以知脉口之为内伤也？惟其脉亦盛而且坚，是必伤于食者所致耳。

橘泉子按：帝曰：寸口主中，人迎主外。然六阴为里为内，六阳为表为外，则右寸口候六脏之阴，左人迎候六腑之阳，可知矣！况又言春夏人迎微大，秋冬寸口微大，而左关为东为春，左手为南为夏，凡足、手六腑之脉，必见于右手人迎矣，右手为秋为西，右关为中央为长夏，其尺则为北为冬，凡足、手六脏之脉，必见于右手气口矣。此等明白晓畅之经文，何后人犹不解其义？是亦疏矣！而王叔和独得经旨，谓人迎左手关前一分是也，气口右手关前一分是也，特为发明而示来学，实师之不遑①，安可复轻议乎？

《二十三难》曰：经脉十二，络脉十五，何始何穷也？然：经脉者，行血气，通阴阳，以荣于身者也。其始从中焦注手太阴阳明，阳明注足阳明太阴，太阴注手少阴太阳，太阳注足太阳少阴，少阴注手心主少阳，少阳注足少阳厥阴，厥阴复还注手太阴。别络十五，皆因其原，如环无端，转相灌溉，朝于寸口、人迎，以处百病，而决死生也。

滑氏注曰：因者，随也；原者，始也。朝，犹朝会之朝以用也。直行者谓之经，旁行者谓之络。十二经有十二络，兼阳络、阴络、脾之大络，为十五络也。谢氏曰：始从中焦者，盖谓饮食入口藏于胃，其精微之化，注手太阴阳明，以次相传至足厥阴，厥阴复还注手太阴也，络脉十五皆随十二经脉之所始，转相灌溉，如环之无端，朝于寸口、人迎，以之处百病而决死生也。寸口、人迎，古去以侠喉两旁动脉为人迎，至晋·王叔和直以左手关前一分为人迎，右手关前一分为气口，后世宗之。愚谓昔人所以取人迎、气口者，盖人迎为足阳明胃经受谷气而养五脏者也，气口为手太阴肺经朝百脉而平权衡者也。

《经》云：明知终始，阴阳定矣，何谓也？然：终始

---

① 不遑：没有时间，来不及。

者，脉之纪也。寸口、人迎，阴阳之气通于朝使，如环无端，故曰始也。终者，三阴三阳之脉绝，绝则死，死答有形故曰终也。

谢氏曰：《灵枢经》第九篇，凡刺之道，毕于终始，明知终始，五脏为纪，阴阳定矣。又曰：不病者，脉口、人迎应四时也，少气者，脉口、人迎俱少而不称尺寸也。此一节因上文寸口、人迎处百病决死生而推言之，谓欲晓知终始于阴阳为能定之，盖以阳经取决于人迎，阴经取决于气口也。朝使者，朝谓气血如水潮，应时而灌溉，使谓阴阳相为用也，始如生物之始，终如生物之穷，欲知生死，脉以候之，阴阳之气，通于朝使，如环无端则不病，一或不相使则病矣，况三阴三阳之脉绝乎，绝必死矣！

橘泉子按：《内经》以寸口候六阴，人迎候六阳，是因六阴惟肺为重，六阳惟胃为重，乃以寸口肺之部名，人迎胃之穴名，就其本有之名，借为命名耳，不得因此而误会以人迎穴上取诊，若必拘拘以穴道为言，即如《根结篇》曰：太阳根于至阴，结于命门。命门者，目也，岂候命门，亦可候之于目乎？盖《经》言经脉者，行血气通阴阳，以荣于身，始从中焦而注，皆因其原，如环无端，转相灌溉，朝于寸口、人迎，以处百病而决死生，是明言脉乃气血之先，行见于两手关前，其血气转相灌溉，朝于寸口、人迎，在平人两手关前一分，可以候营卫之盈亏，病则人迎盛坚者，决其伤于寒，气口盛坚者，决其伤于食，察百病决死生，皆其能事也。

仲景先师《伤寒论》原序曰：观今之医，不念思求经旨，以演其所知，各承家技，终始顺旧，省疾问病，务在口给①，相对斯须②，便处汤药，按寸不及尺，握手不及足，人迎、趺阳三部不参，动数发息不满五十，短期未知决诊，九候曾无髣髴③，明堂④阙庭⑤尽不见察，所谓窥管而已。

橘泉子按：仲师当时尝慨庸医不念思求经旨，各承家技，终始顺旧而已，由是观之，古时已然，而今之医，何莫不然？且甚至无一而不犯之！尝见今之市医，往往临诊之时，而兼谈风月，无怪乎按寸而不及尺矣，握手而不及足矣，人迎、趺阳三部不参矣。盖言人迎、趺阳三部不参者，以其左手关前，则《内经》诸篇皆谓之人迎矣，而右手关前气口，则《内经》曰：胃者，水谷之海，六腑之大源，五味入口藏于胃，以养五脏气，而变见于气口也，又肺与胃其气本相为流通，是以五脏六腑之气味皆出于胃，变见于气口耳，惟脉出于胃，变见于气口，故凡有积聚痰物，其气口必大而滑，凡脾之虚者，其气口脉必虚。故仲师不曰气口而曰

---

① 口给：口才敏捷，能言善辩。
② 斯须：一会儿的功夫，片刻。
③ 髣髴（fǎngfú 仿佛）：约略的印象。
④ 明堂：指鼻。
⑤ 阙庭：人体部位名。"阙"与"庭"两个部位的合称，即眉之间和额部。

跌阳，脉口本出于胃，变见则为气口，要知六阴之脉气，是皆见于右手关前一分，借为命名跌阳，非拘拘以胃气、肺气为言也。以诊之于右关，盖人迎结喉穴属胃，足跌阳穴亦属胃，皆借以命名，则使谓人迎属胃，当诊于右关，与谓气口为肺气，当诊于右寸者，无从藉口矣，仲师论中特用少阴跌阳字眼，犹云肾气、胃气，少阴诊之于尺部，跌阳诊之于右关，即《一难》之独取寸口肺气本由胃气之变见也，与《八难》之独取肾气其意吻合，以为并重也。又考《终始篇》曰：终始者，经脉为纪，持其脉口、人迎，以知阴阳有余、不足。不病者，脉口、人迎应四时也。少气者，脉口、人迎俱少，而不称尺寸也。如是者则阴阳俱不足也。玩此则知脉口、人迎是诊于两关，指左关人迎，右关脉口，不称于寸上尺中也，而且仲师序中又指出三部二字，醒出论中大眼目，盖凡言三部者，是指左右两手而言，慨今人于左关人迎，右关跌阳，尽不见察，以三部而略关于不参也，诚所谓窥管而已，予但愿后贤须知叔和曰：人迎左手关前一分是也，气口右手关前一分是也，斯二语是本之于经，非其杜撰也，当宗之而毋忽。至右手关前一分曰寸口、曰气口、曰脉口、曰跌阳，任人称之可也，余虽不敏，而圣训煌煌①，吾用吾愚，但知宗岐、黄、越人、仲景四圣，而不敢随声附和于诸子，知我罪我，听之后人

① 煌煌：昭彰；醒目。

而已。

《难经本义》五行子母相生图

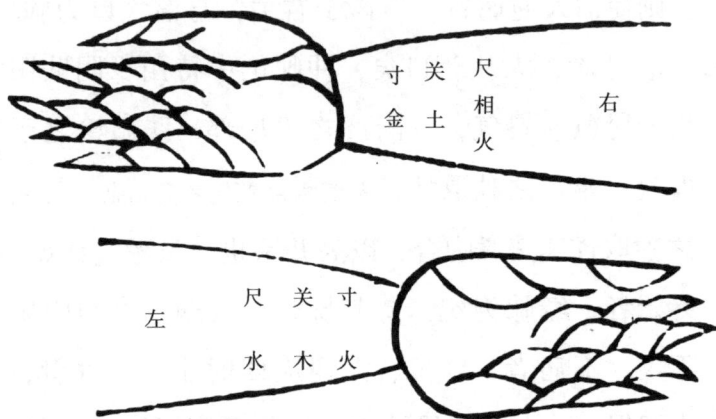

右寸手太阴阳明金，生左尺足太阳少阴水，太阳少阴水生左关足厥阴少阳木，厥阴少阳木生左寸手太阳少阴火，太阳少阴火通右尺手心主少阳火，手心主少阳火生右关足太阴阳明土，足太阴阳明土复生右寸手太阴阳明金，此皆五行子母更相生养者也。

《十八难图注》辨

橘泉子按：《十八难》曰：脉有三部，部有四经，手有太阴阳明，足有①太阳少阴，为上下部，何谓也？然：手太阴阳明金也，足少阴太阳水也，金生水，水流下行而

---

① 有：原无，据上义补。

不能上，故在下部也；足厥阴少阳木也，生手太阳少阴火，火炎上行而不能下，故为上部也；手心主少阳火，生足太阴阳明土，土主中宫，故在中部也。此皆五行子母更相生养者也。滑伯仁注曰：此篇自设问答，谓人十二经脉，凡有三部，每部之中有四经，今手有太阴阳明，足有太阳少阴，为上、下部，何也？盖三部者，以寸、关、尺分上、中、下也，四经者，寸、关、尺两两相比，则每部各有四经矣。手之太阴阳明、足之太阳少阴为上下部者，肺居右寸，肾居左尺，循环相资，肺高肾下，母子相望也。手太阴阳明金下生足太阳少阴水，水性下，故居下部；足少阴太阳水生足厥阴少阳木，木生手少阴太阳火及手心主火，火炎上行，是为上部；火生足太阳阳明土，土居中部，故孙东宿①因疑所列之图，乃以手厥阴心主火与手少阳三焦火，分诊在下部右尺，图与注自相背戾，何后人翕然②宗之，不复查考？恐此图未必是伯仁之意，此必后人泥《脉诀》，而以此图牵合耶！余细释滑氏之注，孙氏疑之，虽亦有以启之，究可不必论滑氏《图注》之是非。然原文本甚明白，了无疑义。其言足厥阴少阳木也，生手太阳少阴火，火炎上行而不能下，故为上部也。一节是明示左关之上寸部候手太阳小肠、手少阴心矣，手心主

---

① 孙东宿：即孙一奎，明代医学家。字文垣，号东宿，又号生生子，安徽休宁人，撰《赤水玄珠》《医旨绪余》等。

② 翕然：一致貌。

少阳火生足太阴阳明土，土主中宫，故在中部也。一节是明示右手尺部候手厥阴、手心主、手少阳三焦矣，然孙氏之意必欲以手心主诊之手左寸而后已，果如其言，则左寸当候心主与心、小肠，试以两两相比，两寸已有五经，则又与经云"部有四经"之旨不合矣，此孙氏显背经义，而不自知其非也。凡读古书，不解其意而臆断后人所增，直斥为非古人书，不为深思而轻议之，断乎其不可矣！

《内经》分配脏腑部位

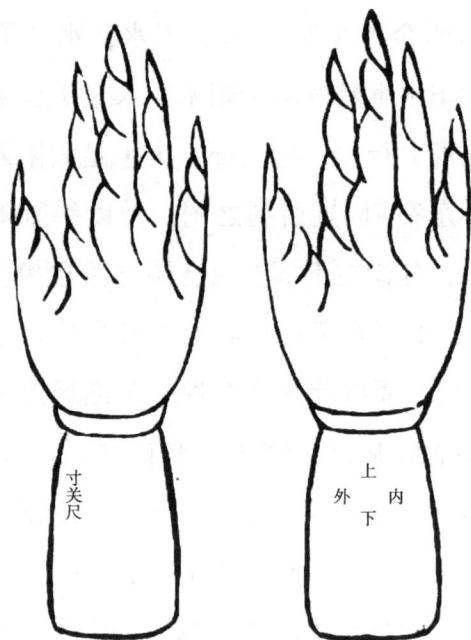

左寸心、膻中，左关肝、膈，左尺肾、腹中。
右寸肺、胸中，右关胃、脾，右尺肾、腹中。

《素问·脉要精微》曰：尺内两旁则季胁也，尺外以候肾，尺里以候腹中。附上，左外以候肝，内以候膈，右外以候胃，内以候脾。上附上，右外以候肺，内以候胸中，左外以候心，内以候膻中。前以候前，后以候后，上竟上者，胸喉中事也；下竟下者，少腹腰股膝胫足中事也。

橘泉子按：尺内，尺中也。季胁者，肋骨尽处也。外谓外侧也，内谓内侧也，前以候前者，上前谓左寸，下前谓胸前也。后以候后者，上后谓右寸，下后谓背后也。竟，尽也，上竟上，至鱼际也，下竟下尽尺，尺脉动处也，此又所以候形身之上下也。腹中者，少腹中也；膈者，指膈膜之下也。胸中者主卫，膻中者主营，位在膈上。血为营，气为卫，相随上下，谓之营卫。卫气由胸而达肌肤，营气由膻而走经脉，肺居胸中，心居膻中，同称气海，而有营卫之分，此当意会，安可穿凿划分界限乎？其言右寸外以候肺、内以候胸中者，是言外以候肺，而内大肠附焉，并可候胸中之卫气也。左寸外以候心、内以候膻中者，是言外以候心，而内小肠附焉，并可候膻中之营气也。左关外以候肝、内以候膈者，是言外以候肝，而内胆亦附焉，并可候膈下之化气也。右关外以候胃、内以候脾者，是独以胃腑为特重也。顾胃为后天之根本，为十二经脉之化源，五脏六腑皆禀气于胃。凡诊他脉，必须皆有胃气为主，岂不独重而且尊乎！尺外以候肾、尺里以候腹中者，经独未分左右，亦该之而非略之也，其实两肾一阴一阳，两尺一水一火，左尺为血，右尺为气，而命门为阳气之根，故以宅穴言谓左为肾、右为命门则不可以，候脉言则直谓右尺为命门可也。余乃续之曰：左尺外以候肾，而内膀胱附焉，并可候少腹中之浊气也。右尺外以候命门，而内并可候手心主、三焦之相火也。《难经本义》曰：右寸手太阴手阳明金生左尺足少阴足太阳水，少阴太阳水生左关足厥阴足少阳木，厥阴少阳木生左寸手少阴手太阳火，少阴太阳火通右尺手厥阴手少阳火，厥阴少阳火生右关足太阴足阳明土，太阴阳明土复生右寸手太阴手阳明金，生生不已，循环无端。由是观之，右寸金，左尺水，左关木，左寸火，右尺相火，右关土，五行各一，而火分君相，则脏有心主相火之阴也，腑有三焦相火之阳也，况脏腑经脉各自相络贯通，每部一脏一腑，一阴一阳，手与手配，足与足配，火与火合，水与水合，相为表里，相为配合，乃出于自然，岂人所能安排布置哉？且凡左右三部皆以候脏气为主，故经只言心肝脾肺肾，而腑未有明文，然实已该括其中，盖候脏即所以候腑，腑附脏以见脉也。而景岳《类经》注云：所谓腹者，凡大小肠膀胱皆在其中。又云：手心主当候于左寸，盖误会经旨，画蛇添足也。在《素问》经旨以上下阴阳之义，已暗示之矣。岂料后人才智远不相及，致自戴同甫①以下，纷纷聚讼而粗疏错乱如此，殆亦智者千虑必有一失欤！先叔祖梦塘公谓：著书难，读书尤难。陈修园先生每云：读古书要于虚字中搜其精意，于无字处会其精神，信不诬矣！

---

① 戴同甫：即戴起宗，元代医家。著《脉诀刊误》。

校注后记

《脉理存真》三卷，清代医家余显廷纂，成书于清光绪二年丙子（1876）。原书附于《保赤存真》之后。

一、作者生平

余显廷，清代医家，字廉斋，自号橘泉子，婺源（今属江西）人。《婺源县志》曰："余明廷，字廉斋。沱川人。好学多能，尤精医，自号橘泉子。任两浙青村场大使，治事精核。辑有《医案》四卷，待梓。"

二、版本情况及补证

《中国医籍通考》中记载：《脉理存真》，余含辉著，余显廷校订，三卷，现有版本清光绪二年丙子（1876）刊本。

据《中国中医古籍总目》本书现存版本情况如下：

1. 清光绪二年丙子（1876）慎德堂刻本。

2. 清光绪三让堂刻本。

3. 清光绪刻本。

据《中国中医古籍总目》所录，清光绪三让堂刻本藏于山西省中医药研究院图书馆，经该馆赵怀舟研究员对比证实，与清光绪二年丙子（1876）慎德堂刻本为同一刻本。第3种未写明年份，但经查考亦为慎德堂刻本，故本书可能只存有初刻本。

三、成书背景

余显廷家族五世多知医。二叔祖燕峰公（余含辉）精究于脉理，深得其要领，而尤长于针灸，著《脉理》一书，惜天不假年，未竟其业。三叔祖梦塘公痛父兄之相继逝也，发愤而学医，探源于《内经》《难经》，宗主于张仲景，而博采于李东垣、朱丹溪、刘河间、薛立斋、张景岳诸大家，以折其衷，殚精极思，专务于此道者数十年，著《医林枕秘》十卷，《梦塘三书》八卷，《保赤存真》十卷，医学当推梦塘公为最，就诊者应手辄效，能起沉疴，决生死，远近佩服。余显廷承家学，弃儒业医五年，见《保赤存真》，心向往之，请付剞劂，又念燕峰公《脉理》一书可与滑伯仁并传，不忍湮没，因取《诊家枢要》列于前，而杂采诸家言以附之，附其父余丽元（字介石）所撰《滑伯仁先生传》，汇为三卷，其父名之曰《脉理存真》，附梓于《保赤存真》之后。

四、内容与学术影响

1. 内容　《脉理存真》分上、中、下三卷，卷首附余显廷父余丽元（字介石）所撰《滑伯仁先生传》。

上卷为滑寿所著《诊家枢要》，作者非常推崇此书，认为此书"独具卓识，能补前贤所未及，能正异说之纠纷，至精而约，至简而该，诚诊家之宝筏也"。书中"每脉主病论之至精"，如沉脉中言，左尺沉，主肾脏感寒，小便频浊，右尺迟，主脏寒泄泻，小腹冷痛，盖以二便开合皆肾所主也，且尺中沉迟，下焦寒甚，故前阴小便频浊矣，后阴泄泻矣，小腹冷痛矣。另外，作者在此书跋中说明"二肠误配尺中"并非始自滑伯仁，滑氏分配确当，悉依古经，对《内经》所云"尺内以候腹中"扩充其旨，注云：左尺主小肠、膀胱、前阴之病，右尺主大肠、后阴之病，作者对此注解释为"盖通其变，以尺中可兼候得下焦、前阴、后阴、二肠、脐下、少腹、腰膝、股胫、足中之病情，患处非指部位言也。士材误解其说，乃将二肠配定尺中，何见之左也？"

　　中卷为余显廷先叔祖燕峰公所辑《脉理》一书，书中"辨脉象言之尤详"，将脉分为"浮沉、迟数、滑涩、长短、虚实、微细、濡弱、动芤、牢革、伏散、洪弦紧、促结代、大小疾"十三组，对比详述每脉形态特点，后又附相似脉，将相似脉的异同点阐述得精准明了。如辨虚、散、芤、革四脉，"皆见浮大，亦皆不任沉按，但虚之大软而兼迟，散之大涣散轻飘，芤之大则软，革之大且弦也。虚则愈按而愈软，芤则重按而反见，散、革按之全无，然散之无是涣散意，革之无乃中空象也"。

　　下卷乃作者慨诊家之分配部位讫无定论，而特遵古经以发挥其义，加以折衷，附诸卷末。此外，还附选先儒《河洛精蕴》数节，尤见医通于《易》，阴阳至理，互相发明。

2. 学术影响 《脉理存真》是余显廷将其叔祖余燕峰之《脉理》加以疏注而成，为脉学著作。作者非常重视脉诊，但又不过分夸大其作用，而是强调脉证互参。

书中专论诊脉，内容精简而详实，是著者切实临证经验所得，实为临床诊疗中非常实用的参考书。其次，作者还将滑寿所著《诊家枢要》校注整理置于上卷，虽与余燕峰之《脉理》同为脉学著作，但论述侧重点有所不同，《诊家枢要》对每脉所主病证论述详细，而《脉理》则对每脉形态特点进行对比详述，使后学能从不同角度掌握脉诊，脉证互参，对提高临床诊疗水平大有裨益。最后，作者余显廷遵古经发挥其义，撰诊脉脏腑分配部位，证据广博，分析透彻，言辞恳切，颇有见地，使我们能够正确领会古经含义，去伪存真。正如余显廷姻弟戴桂在该书序中写道："内容简而括，亦详而明，缕析条分，征据该洽，洵足破后人之疑案，扩先哲之真诠，以存医家之正轨也。而其尊信旧文，急欲为表章之，俾不至于湮没者，亦足见君之济世情殷、敏而好学之意也夫。"

总 书 目

本　草

识病捷法

药征　　　　　　　　　药征续编

药鉴　　　　　　　　　药性提要

药镜　　　　　　　　　药性纂要

本草汇　　　　　　　　药品化义

本草便　　　　　　　　药理近考

法古录　　　　　　　　炮炙全书

食品集　　　　　　　　食物本草

上医本草　　　　　　　见心斋药录

山居本草　　　　　　　分类草药性

长沙药解　　　　　　　本经序疏要

本经经释　　　　　　　本经续疏证

本经疏证　　　　　　　本草经解要

本草分经　　　　　　　分部本草妙用

本草正义　　　　　　　本草二十四品

本草汇笺　　　　　　　本草经疏辑要

本草汇纂　　　　　　　本草乘雅半偈

本草发明　　　　　　　生草药性备要

本草发挥　　　　　　　芷园臆草题药

本草约言　　　　　　　明刻食鉴本草

本草求原　　　　　　　类经证治本草

本草明览　　　　　　　神农本草经赞

本草详节　　　　　　　艺林汇考饮食篇

本草洞诠　　　　　　　本草纲目易知录

本草真诠　　　　　　　汤液本草经雅正

本草通玄　　　　　　　神农本草经会通

本草集要　　　　　　　神农本草经校注

本草辑要　　　　　　　分类主治药性主治

本草纂要　　　　　　　新刊药性要略大全

鼎刻京板太医院校正分类青囊药性赋

方　书

医便

卫生编

袖珍方

内外验方

仁术便览

古方汇精

圣济总录

众妙仙方

李氏医鉴

医方丛话

医方约说

医方便览

乾坤生意

悬袖便方

救急易方

程氏释方

集古良方

摄生总论

辨症良方

卫生家宝方

寿世简便集

医方大成论

医方考绳愆

鸡峰普济方

饲鹤亭集方

临证经验方

思济堂方书

济世碎金方

揣摩有得集

亟斋急应奇方

乾坤生意秘韫

简易普济良方

名方类证医书大全

南北经验医方大成

新刊京本活人心法

临证综合

医级

医悟

丹台玉案

玉机辨症

古今医诗

本草权度

弄丸心法

医林绳墨

医学碎金

医学粹精

医宗备要

医宗宝镜

医宗撮精

医经小学

医垒元戎

医家四要

证治要义

松厓医径

济众新编

扁鹊心书